专家与您面对面

肺 炎

主编 / 李书军　尤　蔚

中国医药科技出版社

图书在版编目（CIP）数据
肺炎 / 李书军，尤蔚主编 . -- 北京 : 中国医药科技出版社，2016.1
（专家与您面对面）
ISBN 978-7-5067-7795-7

Ⅰ. ①肺… Ⅱ. ①李… ②尤… Ⅲ. ①肺炎 – 防治 Ⅳ. ① R563.1

中国版本图书馆 CIP 数据核字 (2015) 第 214948 号

专家与您面对面——肺炎

美术编辑 陈君杞
版式设计 大隐设计

出版 中国医药科技出版社
地址 北京市海淀区文慧园北路甲 22 号
邮编 100082
电话 发行：010-62227427 邮购：010-62236938
网址 www.cmstp.com
规格 880 × 1230mm $^{1}/_{32}$
印张 5 $^{1}/_{4}$
字数 82 千字
版次 2016 年 1 月第 1 版
印次 2016 年 1 月第 1 次印刷
印刷 北京九天众诚印刷有限公司
经销 全国各地新华书店
书号 ISBN 978-7-5067-7795-7
定价 19.80 元

内容提要

肺炎怎么防？怎么治？本书从“未病先防，既病防变”的理念出发，分别从基础知识、发病信号、鉴别诊断、综合治疗、康复调养和预防保健六个方面进行介绍，告诉您关于肺炎您需要知道的有多少，您能做的有哪些。

阅读本书，让您在全面了解肺炎的基础上，能正确应对肺炎的“防”与“治”。本书适合肺炎患者及家属阅读参考，凡患者或家属可能存在的疑问，都能找到解答，带着问题找答案，犹如专家与您面对面。

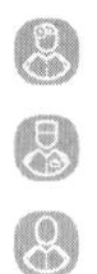

专家与您面对面

前言

“健康是福”已经是人尽皆知的道理。有了健康，才有事业，才有未来，才有幸福；失去健康，就失去一切。那么什么是健康？健康包含三个方面的内容，身体好，没有疾病，即生理健康；心理平衡，始终保持良好的心理状态，即心理健康；个人和社会相协调，即社会适应能力强。健康不应以治病为本，因为治病花钱受罪，事倍功半，是下策。健康应以养生预防为本，省钱省力，事半功倍，乃是上策。

然而，污染的空气、恶化的水源、生活的压力等等，来自现实社会对健康的威胁却越来越令人担忧。没病之前，不知道如何保养，一旦患病，又不知道如何就医。基于这种现状，我们从“未病先防，既病防变”的理念出发，邀请众多医学专家编写了这套丛书。丛书本着一切为了健康的目标，遵循科学性、权威性、实用性、普及性的原则，简明扼要地介绍了100种疾病。旨在提高全民族的健康与身体素质，消除医学知识的不对等，把健康知识送到每一个家庭，帮助大家实现身心健康的理想。本套丛书的章节结构如下。

第一章 疾病扫盲——若想健康身体好，基础知识须知道；

第二章 发病信号——疾病总会露马脚，练就慧眼早明了；

第三章 诊断须知——确诊病症下对药，必要检查不可少；

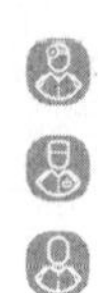

第四章 治疗疾病——合理用药很重要，综合治疗效果好；

第五章 康复调养——三分治疗七分养，自我保健恢复早；

第六章 预防保健——饮食护理习惯好，远离疾病活到老。

按照以上结构，作者根据在临床工作中的实践体会，和就诊时患者经常提出的一些问题，对100种常见疾病做了系统的介绍，内容丰富，深入浅出，通俗易懂。通过阅读，能使读者在自己的努力下，进行自我保健，以增强体质，减少疾病；一旦患病，以利尽早发现，及时治疗，早日康复，将疾病带来的损害降至最低限度。一书在手，犹如请了一位与您面对面交谈的专家，可以随时为您答疑解惑。丛书不仅适合患者阅读，也适用于健康人群预防保健参考所需。限于水平与时间，不足之处在所难免，望广大读者批评、指正。

编者

2015年10月

目录

第1章 疾病扫盲
——若想健康身体好，基础知识须知道

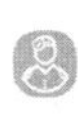
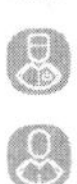

第3章 诊断须知
——确诊病症下对药，必要检查不可少

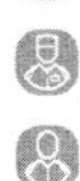

第4章 治疗疾病
——合理用药很重要，综合治疗效果好

第1章

疾病扫盲

若想健康身体好，基础知识须知道

什么是肺炎

肺炎是指终末气道、肺泡和肺间质的炎症。可由病原微生物、理化因素、免疫损伤、过敏及药物所致。细菌性肺炎是最常见的肺炎，也是最常见的感染性疾病之一。在抗菌药物应用以前，细菌性肺炎对儿童及老年人的健康威胁极大，抗菌药物的出现及发展曾一度使肺炎病死率明显下降。但近年来，尽管应用强力的抗菌药物和有效的疫苗，肺炎总的病死率不再降低，甚至有所上升。

呼吸道黏膜的免疫功能

（1）非特异性免疫

呼吸道黏膜覆盖着一层假复层纤毛柱状上皮细胞，纤毛不停地摆动，具有机械的屏障作用。呼吸道黏膜上皮的杯状细胞和黏液腺的上皮细胞能分泌黏液，可附着 5mm 的颗粒。通过纤毛活动和分泌黏液可以阻挡和排除外界有害的刺激因子。

呼吸道黏膜部位游走的或固定的吞噬细胞，具有吞噬病原微生物的功能；黏膜下层丰富的淋巴网具有阻留和破坏病原微生物的功能；呼吸道黏膜分泌的溶菌酶能够产生杀菌作用，这些都是重要的非特异性免疫因素。

此外，体液中的备解素、干扰素、补体也是重要的防御因素。备解素是存在于血清内的一种巨球蛋白，在补体和镁离子的参与下，能裂解某些细菌和杀灭某些病毒；干扰素是病毒感染细胞后，由细胞产生的一种蛋白质，可以干扰一些病毒在细胞内繁殖。正常人的呼吸道黏膜上皮细胞由于接受某些病毒的隐性感染，常含有一定量的干扰素，可对病毒发生干扰作用。补体是存在于血液内的一种蛋白质，在一定条件下被激活时，有杀菌、溶菌和灭活病毒的作用，还能促进吞噬细胞的吞噬作用。

（2）特异性免疫

机体接受细菌、病毒等病原微生物的刺激，可以产生特异性免疫功能。呼吸道感染所产生的特异性免疫，除体液内出现抗体和体内具有免疫功能的细胞产生细胞免疫外，在呼吸道黏膜部位尚可出现局部抗体，具有局部免疫作用。这种局部抗体能分泌免疫球蛋白A，由两部分组成，即呼吸道黏膜分泌黏液的细胞产生的一种糖蛋白，也称为分泌片或分泌小体，与进入呼吸道黏膜的血清免疫球蛋白 A 互相结合而成；局部抗体存在于黏膜上皮细胞表面和黏膜与腺体的分泌物中，性质比较稳定，不易被蛋白分解酶破坏，且有多种抗菌与抗病毒作用，是呼吸道黏膜抵抗病原微生物侵袭的一道重要防线。

有专家认为，呼吸道黏膜表面缺乏分泌性免疫球蛋白 A 是呼吸道感染的重要原因。慢性支气管炎长期治疗不愈，病情重者，痰内很少分泌性免疫球蛋白 A，常反复发生感染，这是因为支气管黏膜上皮受损，分泌小体生成受到破坏而造成的。

中医对肺脏的认识

古人说："肺不伤不咳"。所以，咳嗽是肺部疾病的一个很重要的症状。中医认为，肺位于胸腔之内，为五脏之华盖，是高清之脏，外主一身皮毛，开窍于鼻，与大肠互为表里。它的主要功能是主气，司呼吸，主宣发、肃降，通调水道。总之，肺脏有主管人体呼吸运动、布散津液和促进体液代谢的功能。

中医学所说的肺脏，虽与西医脏器的名称相同，但在生理、病理的含义上不完全相同。西医学的肺脏，是一个单纯的解剖学概念，而中医所说的肺，更重要的是一个生理或病理学方面的概念。它既具有西医肺的作用，又包括部分肾脏的功能。

什么是肺活量，测定肺活量的临床意义

肺活量是指人在深吸气后，做一次最大的呼气所能呼出的气体量，这代表肺一次最大的机能活动量。肺活量是一次呼吸的最大通气量，在一定意义上反映了呼吸机能的潜在能力。一般地说，健康状况愈好的人肺活量愈大。从年龄上看，壮年人的肺活量最大，幼年和老年人都较小。在病理情况下，肺组织损害，如肺结核、肺纤维化、肺不张或肺叶切除达一定程度时，都可能伴有不同程度的肺活量减小。脊柱后凸、胸膜增厚、渗出性胸膜炎或气胸等，肺扩张受限，均可使肺活量减小。因此，肺活量明显减小是限制性通气障碍的表现。测量肺活量，可判断健康人呼吸机能的强弱。肺活量有一定的差异，一般降低 20% 以上才可以认为异常，如一个人的肺活量仅为正常值的 60%，则轻微的活动就会引起呼吸困难。

肺活量并不等于肺脏能够容纳的最大气体量，因为即使在用最大力呼气以后，肺仍留有约 1500ml 左右呼不出的气体，叫作余气。这说明，肺内总保存有一定的气体，呼吸运动所造成的肺通气只能更换肺内一部分气体而已。肺气肿患者由于肺泡弹性减低，余气增多，因而，每次呼吸所能更换的气体比例减少，使肺的通气功能受到影响，这时，胸廓经常处于一定程度的扩张状态，表现为桶状胸。

什么是呼吸中枢

呼吸运动是一种节律性的活动，其深度和频率随体内和外界环境条件的改变而发生相应变化。例如，在劳动或剧烈活动时，机体代谢活动增强，呼吸加深、加快，肺通气量增加，摄取更多的氧气，排出更多的二氧化碳，与提高的代谢水平相适应。呼吸为什么能有节律地进行呢？呼吸的深度和频率又如何随人体内、外环境条件的改变而发生变化呢？

原来，像任何一个社会单位一样，在我们体内有产生和调节呼吸的各级“司令部”存在，被称为呼吸中枢。从医学意义上讲，是指中枢神经系统内产生和调节呼吸运动的神经细胞群。这些细胞群分布在大脑皮层、间脑、脑桥、延髓和脊髓等不同部位，脑的各级部位在呼吸节律的产生和调节中发挥着不同的作用，正常呼吸是在各级中枢的相互协调配合下进行的。

支配呼吸肌的运动神经元位于脊髓前角，在脊髓和其上的延髓之间横断，呼吸就停止。因此，脊髓不是产生节律性呼吸运动的中枢。脊髓只是联系上位脑组织和呼吸肌的中继站和调整某些呼吸反射的初级中枢，呼吸运动基本节律产生的中枢在延髓。在脑桥前部，则存在着限制吸气，促使吸气转向呼气的调整中枢，“最高司令部”

的大脑皮层，对呼吸的调节随意控制，均是大脑皮层内的随意呼吸调整系统发挥作用。相比之下，下位脑干的作用则是不随意的自主节律调整，这两个系统的下行通路彼此分开。临床上，脊髓损伤伤及自主呼吸通路后，造成自主节律呼吸停止与随意呼吸仍可进行的自主、随意呼吸分离现象，利用人工呼吸机可以维持通气。

小气道及其功能

支气管树的分布特点，决定了分级越高，管径越细，但是总截面积却大大增加。气管与16根第4级亚段支气管的总截面面积约为2.5cm^2，但从第5级起，小支气管的总截面面积开始增加，随着小支气管的7级分支成2050根时，总截面面积上升到19.6cm^2，约为气管的8倍。此后，又反复分成6万余根终末细支气管时，总面积达到了180cm^2，是气管总截面面积的72倍。

临床上，将管径小于2mm的细支气管称为小气道，具有气流阻力小，但易阻塞的特点。在平静吸气时，空气进入狭窄的鼻咽部，产生涡流。到气管、大支气管分叉处，涡流更明显，气道阻力上升，随着支气管分支越细，到了7级以下的小气道部分时，管径总截面面积迅速增加，空气分散形成层流，气流阻力骤然下降，使吸入的空气均匀地分布到所有的肺泡内。由于小气道已无软骨支持，在脱离纤维鞘嵌入肺组织后，管腔通畅性不像软骨性气道，易受胸腔压力变化的影响。故当小气道有炎症或痰液阻塞，或气道外压大于气道内压时，很容易造成闭合、萎陷。阻塞性肺部疾病如支气管炎、肺气肿等，病变多从小气道开始。

肺部由哪些结构组成

肺位于胸腔内，左右两肺分居纵隔两侧，横膈以上。纵隔右侧肺由于肝脏的影响而位置较高，故右肺形状宽而短；左肺则因受偏向左侧的心脏影响，形状扁窄而较长。右肺在体积和重量上均大于左肺，右肺与左肺重量之比，男性约为 10 ∶ 9，女性约为 8 ∶ 7。

肺表面有脏胸膜覆被，光滑、湿润有光泽，透过脏胸膜，常可见到若干多边形小区，即肺小叶的轮廓。幼儿新鲜的肺呈淡红色，随着年龄增长，吸入空气中的灰尘沉积于肺内，颜色逐步变为灰暗乃至蓝黑色，并出现许多蓝黑色斑点。由于肺内的小支气管、肺泡内含有大量空气，肺内含有大量弹性纤维，质软而轻，富于弹性，呈海绵状，故可浮于水中。

肺可分为实质和间质两部分，肺实质即各级肺内细支气管直至肺泡管、肺泡囊；肺间质包括肺的血管、淋巴管和神经。由主支气管、肺动静脉、支气管血管、淋巴管和肺丛等出入肺的结构，包以胸膜，构成肺根。肺的血管有两套系统，一是组成小循环的肺动脉和肺静脉，属于肺的机能性血管；另一个是属于大循环的支气管动脉和支气管静脉，是肺的营养性血管。肺部有丰富的淋巴管，分浅、深两组。肺的神经由迷走神经和交感神经组成肺丛，迷走神经兴奋时，使支气管平滑肌兴奋，血管舒张，腺体分泌；交感神经兴奋时，支气管平滑肌舒张，临床上，用拟交感药物缓解哮喘患儿的支气管平滑肌痉挛便基于此理。上述为运动纤维的作用。感受纤维则分布于肺泡、各级支气管黏膜及脏胸膜，传递内脏感觉冲动。

气管和食管的关系

气管和食管均位于纵隔内。纵隔是在左、右纵隔胸膜之间的器官、结构及其间的结缔组织的总称，位于胸腔正中偏左，分隔左右胸膜囊和肺。以胸骨角为界，将纵隔分为上、下纵隔，下纵隔又以心包的前后壁为界，分为前、中、后三部。气管位于上纵隔，食道位于后纵隔。气管上端起自环状软骨下缘，向下至胸骨角平面，以气管软骨为支架，保持持续开张状态。食道则为一扁狭肌性长管道，上端在第六颈椎下缘接咽，下接胃贲门，比气管的两倍还长，食道上段走行于气管后方略偏左，在气管分为左主支气管处，形成食道的一个狭窄。最有临床意义的是气管与食道上方，均与咽部有接属关系。呼吸时，通向气管的气道开放，摄食咽下时，食物通道开放，气道关闭，不致发生误差。临床上，在鼻饲插胃管或行胃镜检查时，常需患者配合做咽下动作，以防误入气管，引起呛憋，危及生命。日常生活中，吃饭时忌大喊大笑，也是防止饮食误入气管造成窒息。

新生儿气管、支气管的特点

气管及支气管是连接喉与肺之间的管道部分。由软骨体支架、内覆黏膜、外盖结缔组织及平滑肌纤维所构成。它们不仅是空气通过的管道，而且有清除异物、调节空气温度、湿度和防御等功能。小儿气管、支气管的结构亦与成人不同。

（1）新生儿气管长度约 4cm，到成人增加 3 倍。气管分叉新生儿在 3 ~ 4 胸椎位，而成人在第五胸椎下缘。右侧支气管较直，有似气管的直接延续，因此，气管插管常易滑入右侧，支气管异物也以右侧多见。

（2）新生儿末梢气道相对较宽，从新生儿到成人，肺重和肺总量增加20倍，气管直径增加4倍，而毛细支气管只增加2倍，但其壁厚增加3倍。毛细支气管平滑肌在出生后5个月以前薄而少，3岁以后才明显发育。故婴幼儿的呼吸道梗阻，除因支气管痉挛外，主要是黏膜肿胀和分泌物堵塞。婴幼儿支气管壁缺乏弹力组织，软骨柔弱，细支气管无软骨，呼气时易被压，造成气体滞留，影响气体交换。

（3）由于胎儿时期气道的发育先于肺泡的发育，新生儿的肺传导部分多，呼吸部分少，其结果是呼吸效率低。由于管径细小，婴幼儿呼吸道阻力绝对值明显大于成人，在呼吸道梗阻时尤为明显。

呼吸系统包括哪些器官

呼吸系统包括吸入氧气，排出二氧化碳，完成气体吐故纳新的一系列器官。具体地说，呼吸系统包括传送气体的呼吸道和进行气体交换的肺。呼吸道是由鼻、咽、喉、气管和各级支气管所组成的运送气体的通道。鼻是呼吸系统的门户；咽是呼吸系统和消化系统的共同通路；喉是呼吸道上部最狭窄的部分，不仅是呼吸通道，也是一个发音器官；肺是由反复分支的支气管及其最小分支末端膨大的肺泡组成，肺泡是人体与外界不断进行气体交换的场所。

现在，习惯上把喉以上的呼吸道称为上呼吸道，喉以下的部位称为下呼吸道。临床所说的上呼吸道感染，就是指鼻、咽、喉等部位的感染性炎症。

肺炎的分类

肺炎可按解剖、病因或患病环境加以分类。

1. 解剖分类

（1）大叶性（肺泡性）肺炎：肺炎病原体先在肺泡引起炎症，经肺泡间孔（Cohn 孔）向其他肺泡扩散，致使部分肺段或整个肺段、肺叶发生炎症改变。典型者表现为肺实质炎症，通常并不累及支气管。致病菌多为肺炎链球菌。X 线胸片显示肺叶或肺段的实变阴影。

（2）小叶性（支气管性）肺炎：肺炎病原体经支气管入侵，引起细支气管、终末细支气管及肺泡的炎症，常继发于其他疾病，如支气管炎、支气管扩张、上呼吸道病毒感染以及长期卧床的危重患者。其病原体有肺炎链球菌、葡萄球菌、病毒、肺炎支原体以及军团菌等。支气管腔内有分泌物，故常可闻及湿性啰音，无实变的体征。X 线显示为沿肺纹理分布的不规则斑片状阴影，边缘密度浅而模糊，无实变征象，肺下叶常受累。

（3）间质性肺炎：以肺间质为主的炎症，可由细菌、支原体、衣原体、病毒或肺孢子菌等引起。累及支气管壁以及支气管周围，有肺泡壁增生及间质水肿。因病变仅在肺间质，故呼吸道症状较轻，异常体征较少。X线通常表现为一侧或双侧肺下部的不规则条索状阴影，从肺门向外伸展，可呈网状，其间可有小片肺不张阴影。

2. 病因分类

（1）细菌性肺炎：如肺炎链球菌、金黄色葡萄球菌、甲型溶血性链球菌、肺炎克雷白杆菌、流感嗜血杆菌、铜绿假单胞菌肺炎等。

（2）非典型病原体所致肺炎：如军团菌、支原体和衣原体等。

（3）病毒性肺炎：如冠状病毒、腺病毒、呼吸道合胞病毒、流感病毒、麻疹病毒、巨细胞病毒、单纯疱疹病毒等。

（4）肺真菌病：如白念珠菌、曲霉菌、隐球菌、肺孢子菌等。

（5）其他病原体所致肺炎：如立克次体（Q热立克次体）、弓形虫（鼠弓形虫）、寄生虫（肺包虫、肺吸虫、肺血吸虫）等。

（6）理化因素所致的肺炎：如放射性损伤引起的放射性肺炎，胃酸吸入引起的化学性肺炎，或对吸入或内源性脂类物质产生炎症反应的类脂性肺炎等。

3. 患病环境分类

由于细菌学检查阳性率低，培养结果滞后，病因分类在临床上应用较为困难，目前多按肺炎的获得环境分成两类，有利于指导经验治疗。

（1）社区获得性肺炎（CAP）是指在医院外罹患的感染性肺实质炎症，包括具有明确潜伏期的病原体感染而在入院后平均潜伏期内发病的肺炎。其临床诊断依据是：①新近出现的咳嗽、咳痰或原有呼吸道疾病症状加重，并出现脓性痰，伴或不伴胸痛。②发热。③肺实变体征和（或）闻及湿性啰音。④ WBC $>10\times10^9$/L 或 $<4\times10^9$/L，伴或不伴中性粒细胞核左移。⑤胸部 X 线检查显示片状、斑片状浸润性阴影或间质性改变，伴或不伴胸腔积液。以上①～④项中任何一项加第⑤项，排除非感染性疾病可做出诊断。CAP 常见病原体为肺炎链球菌、支原体、衣原体、流感嗜血杆菌和呼吸道病毒（甲、乙型流感病毒，腺病毒、呼吸合胞病毒和副流感病毒）等。

（2）医院获得性肺炎（HAP）亦称医院内肺炎，是指患者入院时不存在，也不处于潜伏期，而于入院 48 小时后在医院（包括老年护理院、康复院等）内发生的肺炎。HAP 还包括呼吸机相关性肺炎（VAP）和卫生保健相关性肺炎（HCAP）。其临床诊断依据是 X 线检查出现新的或进展的肺部浸润影，加上下列三个临床征候中的两个或以上可以诊断为肺炎：①发热超过 38℃。②血白细胞增多或减少。③脓性气道分泌物。但 HAP 的临床表现、实验室和影像学检查特异性低，应注意与肺不张、心力衰竭和肺水肿、基础疾病肺侵犯、药物性肺损伤、肺栓塞和急性呼吸窘迫综合征等相鉴别。无感染高危因素患者的常见病原体依次为肺炎链球菌、流感嗜血杆菌、金黄色葡萄球菌、大肠杆菌、肺炎克雷白杆菌、不动杆菌属等；感染高危因素患者为铜绿假单胞菌、肠杆菌属、肺炎克雷白杆菌等，金黄色葡萄球菌的感染有明显增加的趋势。

病原体引起肺炎的途径

正常的呼吸道免疫防御机制（支气管内黏液—纤毛运载系统、肺泡巨噬细胞等细胞防御的完整性等）使气管隆凸以下的呼吸道保持无菌。肺炎发病决定于两个因素：病原体和宿主因素。如果病原体数量多，毒力强和（或）宿主呼吸道局部和全身免疫防御系统损害，即可发生肺炎。病原体可通过下列途径引起肺炎：①空气吸入；②血行播散；③邻近感染部位蔓延；④上呼吸道定植菌的误吸。肺炎还可通过误吸胃肠道的定植菌（胃食管反流）和通过人工气道吸入环境中的致病菌引起。病原体直接抵达下呼吸道后，滋生繁殖，引起肺泡毛细血管充血、水肿，肺泡内纤维蛋白渗出及细胞浸润。除了金黄色葡萄球菌、铜绿假单胞菌和肺炎克雷白杆菌等可引起肺组织的坏死性病变易形成空洞外，肺炎治愈后不易遗留瘢痕，肺的结构与功能均可恢复。

肺炎的发病率有增加的趋势

20 世纪 90 年代欧美国家社区获得性肺炎和医院获得性肺炎年发病率分别约为 12/1000 人口和 5 ~ 10/1000 住院患者，近年发病率有增加的趋势。肺炎病死率门诊肺炎患者＜ 1% ~ 5%，住院患者平均为 12%，重症监护病房（ICU）者约 40%。发病率和病死率高的原因与社会人口老龄化、吸烟、伴有基础疾病和免疫功能低下有关，如慢性阻塞性肺病、心力衰竭、肿瘤、糖尿病、尿毒症、神经疾病、药瘾、嗜酒、艾滋病、久病体衰、大型手术、应用免疫抑制剂和器官移植等。此外，亦与病原体变迁、医院获得性肺炎发病率增加、病原学诊断困难、不合理使用抗菌药物导致细菌耐药性增加等有关。

小儿呼吸的生理和免疫特点

呼吸的目的是排出二氧化碳，吸进新鲜空气，保证气体交换过程的正常进行。小儿呼吸的特点以婴儿时期最为明显。

1. 生理特点

（1）小儿因代谢旺盛，需氧量高，但呼吸量受解剖特点的限制，只有增加呼吸频率来满足机体代谢的需要。年龄愈小，呼吸频率愈快，且大脑皮层及呼吸中枢对呼吸调节能力差，易出现呼吸急促、呼吸节律不齐或暂停。

（2）婴幼儿呼吸肌发育不全，胸廓活动范围小，呈腹式呼吸；随年龄增长，呼吸肌逐渐发达，膈肌下降，肋骨由水平位逐渐倾斜，小儿大多出现混合性呼吸，即胸腹式呼吸。

（3）肺活量及潮气量相对较小，潮气量占肺活量比例大，故呼吸储备力差，缺氧时代偿能力不足，易发生呼吸功能不全。

2. 免疫特点

婴幼儿血清免疫球蛋白 IgM、IgG、IgA 含量较低，呼吸道黏膜也缺少分泌型 IgA。而分泌型 IgA 是黏膜表面重要的抗菌及抗病毒的免疫因素，12 岁才达到成人水平，故小儿防御能力低下，易患呼吸道疾病。

老年人肺炎的发病机制

老年人上呼吸道保护性反射减弱，喉部反应下降，病原体易进入下呼吸道；气管及支气管的黏膜纤毛运动功能下降，不能将外界、口腔和上呼吸道进入下呼吸道的尘埃，食物残渣及分泌物等迅速排出，以致病原体得以在气道内滋生，这种变化也是60岁以上的人明显，免疫功能下降，如体循环中的T细胞和巨噬细胞功能降低。各系统器官组织功能减退，御寒能力下降，因而常不觉地受凉。老年慢性疾病的存在与老年人肺炎的发生、发展有着密切关系，如脑血管疾病，帕金森氏综合征等易引起吸入性肺炎，慢性呼吸系统疾病，气管分泌物增多，为细菌繁殖提供条件，易反复发生肺炎。此外，一些老年人由于长期睡眠障碍，惯用安眠药、镇静剂等，这对老年人的呼吸功能是不利的，它可抑制呼吸和呼吸道的保护性反射，从而使老年人本来就偏低的血氧更降低及二氧化碳潴留。熟睡后，咳嗽反射减弱，痰液不易排出，或口咽部分泌物流入呼吸道而无反射性咳嗽，从而引起肺炎。

何谓紫绀

紫绀也称发绀，是指由于动脉血氧分压降低，氧合血红蛋白减少，还原血红蛋白增加且超过50g/L时，皮肤黏膜呈现紫蓝色的现象。在皮肤较薄、色素较少，毛细血管网较丰富的循环末梢，如口唇、鼻尖、颊部、耳郭和牙床等处最易出现。

临床上，根据病因不同，将紫绀分为下列 3 种类型。

（1）中心性紫绀：其特点为全身性紫绀，除累及四肢与面部外，躯干的皮肤也呈紫蓝色，但皮肤是温暖的。中心性紫绀的病因主要是心肺疾患，肺性紫绀常见于各种严重的呼吸系统疾病、呼吸道阻塞、肺炎、肺气肿、胸膜炎、自发性气胸等；心性紫绀常见于某些先天性心脏病、法乐氏四联症等。

（2）周围性紫绀：由于周围循环血流障碍引起，以紫绀出现于肢体的末梢与下垂部位为特点，在患处皮肤黏膜按摩或加温，可使紫绀消退。常见原因有右心功能不全、严重休克，甚至遇到寒冷时，也可产生小动脉收缩。

（3）混合性紫绀：中心性与周围性紫绀同时存在，即为混合性紫绀。

链球菌肺炎的病理

病理改变有充血期、红肝变期、灰肝变期及消散期。表现为肺组织充血水肿，肺泡内浆液渗出及红、白细胞浸润，白细胞吞噬细菌，继而纤维蛋白渗出物溶解、吸收、肺泡重新充气。在肝变期病理阶段实际上并无确切分界，经早期应用抗菌药物治疗，此种典型的病理分期已很少见。病变消散后肺组织结构基本无损坏，不留纤维瘢痕。极个别患者肺泡内纤维蛋白吸收不完全，甚至有纤维细胞形成，形成机化性肺炎。老年人及婴幼儿感染可沿支气管分布（支气管肺炎）。若未及时使用抗菌药物，5% ~ 10% 的患者可并发脓胸，10% ~ 20% 的患者因细菌经淋巴管、胸导管进血液循环，可引起脑膜炎、心包炎、心内膜炎、关节炎和中耳炎等肺外感染。

什么是葡萄球菌肺炎

葡萄球菌肺炎是由葡萄球菌引起的急性肺化脓性炎症。常发生于有基础疾病如糖尿病、血液病、艾滋病、肝病、营养不良、酒精中毒、静脉吸毒或原有支气管肺疾病者。儿童患流感或麻疹时也易罹患。多急骤起病，高热、寒战、胸痛，痰脓性，可早期出现循环衰竭。X 线表现为坏死性肺炎，如肺脓肿、肺气囊肿和脓胸。若治疗不及时或不当，病死率甚高。

葡萄球菌肺炎的病理

经呼吸道吸入的肺炎常呈大叶性分布或呈广泛的、融合性的支气管肺炎。支气管及肺泡破溃可使气体进入肺间质，并与支气管相通。当坏死组织或脓液阻塞细支气管，形成单向活瓣作用，产生张力性肺气囊肿。浅表的肺气囊肿若张力过高，可溃破形成气胸或脓气胸，并可形成支气管胸膜瘘。偶可伴发化脓性心包炎、脑膜炎等。皮肤感染灶（疖、痈、毛囊炎、蜂窝织炎、伤口感染）中的葡萄球菌可经血循环抵达肺部，引起多处肺实变、化脓及组织破坏，形成单个或多发性肺脓肿（血流感染）。

什么是危重症性肺炎

危重症性肺炎包括金黄色葡萄球菌肺炎、毛细支气管炎、腺病毒肺炎等，在肺炎基础上易发生其他系统并发症，故死亡率相对较高。因此，必须引起高度警惕，严密观察患者病情变化。具备下列条件之一，即可诊断为重症肺炎。

（1）伴明显的心脏、心血管功能障碍。

（2）呼吸困难及缺氧明显，吸氧短期内症状不能缓解。

（3）合并中毒性脑病，有明显中毒症状，如嗜睡、极度烦躁、明显精神萎靡、反复抽风等神经精神症状。

（4）顽固性腹胀、肠鸣音减弱或消失，为中毒性肠麻痹。

（5）有严重的并发症、并存症者，如重症佝偻病、重度营养不良、先天性心脏病、大叶肺不张、脓胸等。

（6）肺部体征明显且 X 线阴影广泛、大片者。

（7）高热持续不退或因全身情况差而体温不升者。

患者具有上述症状之一时，家属及医务人员必须高度重视，迅速采取治疗措施，以减少重症肺炎的死亡率。

何谓间质性肺炎，由哪些因素引起

间质性肺炎是肺的间质组织发生炎症，炎症主要侵犯支气管壁、肺泡壁，特别是支气管周围血管，周围小叶间和肺泡间隔的结缔组织，而且，多呈坏死性病变。

间质性肺炎大多由于病毒所致，主要为腺病毒、呼吸道合胞病毒，流感病毒、副流感病毒、麻疹病毒等。其中以腺病毒和流感病毒引起的间质性肺炎较多见，也较严重，常形成坏死性支气管炎及支气管肺炎，病程迁延易演变为慢性肺炎。

肺炎支原体也能引起间质性肺炎。支原体经呼吸道侵入后，主要侵犯细支气管和支气管周围组织，由于无破坏性病变，故能完全恢复。

过敏性肺炎是由于吸入含有真菌孢子、细菌产物、动物蛋白质或有机物尘埃所引起的非哮喘性变应性肺疾患，以弥漫性肺间质炎为病理特征，能痊愈，不留后遗症。

比较少见的如链球菌肺炎、金黄色葡萄球菌肺炎的并发症，化脓性炎症扩展到间质组织，引起化脓性间质性肺炎。若炎症继续发展可发生肺脓肿、脓胸等；若病变停止发展，则转向恢复痊愈，但也可形成慢性间质性肺炎。

什么是支原体肺炎

支原体肺炎是由肺炎支原体引起的呼吸道和肺部的急性炎症改变，常同时有咽炎、支气管炎和肺炎。支原体肺炎约占非细菌性肺炎的 1/3 以上，或各种原因引起的肺炎的 10%。秋冬季节发病较多，但季节性差异并不显著。

支原体肺炎的病因和发病机制

肺炎支原体是介于细菌和病毒之间，兼性厌氧、能独立生活的最小微生物。主要通过呼吸道传播，健康人吸入患者咳嗽、打喷嚏时喷出的口、鼻分泌物而感染，引起散发呼吸道感染或小流行。支原体肺炎以儿童及青年人居多，婴儿间质性肺炎亦应考虑本病的可能。发病前 2 ~ 3 天直至病愈数周，皆可在呼吸道分泌物中发现肺炎支原体。病原体通常存在于纤毛上皮之间，不侵入肺实质，通过细胞膜上神经氨酸受体位点，吸附于宿主呼吸道上皮细胞表面，抑制纤毛活动与破坏上皮细胞。肺炎支原体的致病性可能与患者对病原体或其代谢产物的过敏反应有关。

支原体肺炎的病理

肺部病变呈片状或融合成支气管肺炎、间质性肺炎和细支气管炎。肺泡内可含少量渗出液，并可发生灶性肺不张。肺泡壁与间隔有中性粒细胞、单核细胞及浆细胞浸润。支气管黏膜充血，上皮细胞肿胀，胞质空泡形成，有坏死和脱落。胸腔可有纤维蛋白渗出和少量渗出液。

何谓三凹征阳性

所谓三凹征阳性，是指患者出现“三凹征”的表现。人的胸廓由肋骨和胸骨围成，肋骨之间有肋间内、外肌，膈肌也参与围成胸腔。当人吸气时，肋间肌和膈肌收缩，胸廓上升，膈肌下移，胸腔体积扩大，造成负压，外界空气在大气压作用下通过通畅的气道进入肺泡内。反之，当这些肌肉舒张，胸廓回缩时，气体被挤压出体外。这是正常人的呼吸运动。当患者气道异常，存在吸气性呼吸困难，也就是吸气状态时，气体不能自如地进入肺内。虽然气体不能进入肺内，胸腔仍为负压，在大气作用下，肋骨间、胸骨上、锁骨上的软组织就必然内陷，就像抽走空气的皮球一样，因为是三处凹陷，所以称“三凹征”阳性。

“三凹征”阳性常见于鼻咽喉疾患、纵隔肿块或支气管异物。临床上，如出现三凹症阳性，应当查找原因，严重者可做气管切开，解除通气不良，避免并发症的发生。

葡萄球菌肺炎的病因和发病机制

葡萄球菌为革兰染色阳性球菌，可分为凝固酶阳性的葡萄球菌（主要为金黄色葡萄球菌，简称金葡菌）及凝固酶阴性的葡萄球菌（如表皮葡萄球菌和腐生葡萄球菌等）。葡萄球菌的致病物质主要是毒素与酶，如溶血毒素、杀白细胞素、肠毒素等，具有溶血、坏死、杀白细胞及血管痉挛等作用。葡萄球菌致病力可用血浆凝固酶来测定，阳性者致病力较强。金葡菌凝固酶为阳性，是化脓性感染的主要原因，但其他凝固酶阴性的葡萄球菌亦可引起感染。随着医院内感染的增多，由凝固酶阴性葡萄球菌引起的肺炎也不断增多。医院获得性肺炎中葡萄球菌感染约占 11% ~ 25%。近年亦有耐甲氧西林金葡菌在医院内暴发流行的报道。

什么是肺念珠菌病

肺念珠菌病是由白念珠菌或其他念珠菌所引起的急性、亚急性或慢性肺炎。念珠菌有黏附黏膜组织的特性，其中白念珠菌对组织的黏附力尤强，故其致病力较其他念珠菌更为严重。念珠菌被吞噬后，在巨噬细胞内仍可长出芽管，穿破细胞膜并损伤巨噬细胞。念珠菌还可产生致病性强的水溶性毒素，临床上易引起休克。近年非白念珠菌（如热带念珠菌、光滑念珠菌、克柔念珠菌等）感染有升高的趋势。肺念珠菌病有两种类型，亦是病程发展中的两个阶段。

（1）念珠菌支气管炎

阵发性、刺激性咳嗽，咳多似白泡沫塑料状稀痰，偶带血丝，随病情进展，痰稠如干糨糊状。憋喘、气短，尤以夜间为甚。乏力、盗汗，多不发热。X线仅示两肺中下野纹理增粗。

（2）念珠菌肺炎

临床表现为畏寒、高热，咳白色泡沫黏痰，有酵臭味，或呈胶冻状，有时咯血，临床酷似急性细菌性肺炎。胸部X线显示双下肺纹理增多，纤维条索影伴散在大小不等、形状不一的结节状阴影，呈支气管肺炎表现；或融合的均匀大片浸润，自肺门向周边扩展，可形成空洞。双肺或多肺叶病变，病灶可有变化，但肺尖较少受累。偶可并发渗出性胸膜炎。

健康人痰中可查见念珠菌。诊断肺念珠菌病，要求连续3次以上痰培养有念珠菌生长，涂片查见菌丝，或经动物接种证明有致病力。为排除寄生于咽喉部念珠菌污染，留痰标本时应先用3%过氧化氢溶液含漱数次，弃去前两口痰，取以后的痰标本，立即送培养。亦可取经支气管镜或气管导管吸出液送检。应注意痰液不宜在室温下存放太久，否则亦可能有菌丝体生长。血清念珠菌特异IgE抗体测定有助于诊断，通常在感染14天后血清中出现血清沉淀素，此为一项比较敏感的检测方法，但确诊仍需组织病理学的依据。轻症患者在消除诱因后，病情常能逐渐好转，病情严重者则应及时应用抗真菌药物。氟康唑每日200mg，首剂加倍，病情重者可用400mg/d，或更高剂量，6～12mg/（kg·d）。两性霉素B亦可用于重症病例，

0.6 ~ 0.7mg/（kg·d），但毒性反应大，临床上应根据患者的状态和真菌药敏结果选用。

什么是肺真菌病

肺真菌病是最常见的深部真菌病症之一，近年来由于广谱抗菌药物、糖皮质激素、细胞毒药物及免疫抑制剂的广泛使用，器官移植的开展，以及免疫缺陷病如艾滋病增多，肺真菌病有增多的趋势。

真菌多在土壤中生长，孢子飞扬于空气中，被吸入到肺部引起肺真菌病（外源性）。有些真菌为寄生菌，当机体免疫力下降时可引起感染。体内其他部位真菌感染亦可循淋巴或血液到肺部，为继发性肺真菌病。

肺真菌病的病理改变可有过敏、化脓性炎症反应或形成慢性肉芽肿。X 线表现无特征性，可为支气管肺炎、大叶性肺炎、单发或多发结节，乃至肿块状阴影和空洞。由于肺真菌病临床表现无特异性，诊断时必须综合考虑宿主因素、临床特征、微生物学检查和组织病理学资料，病理学诊断仍是肺真菌病的金标准。

什么是高致病性人禽流感病毒性肺炎

人禽流行性感冒是由禽甲型流感病毒某些亚型中的一些毒株引起的急性呼吸道传染病，可引起肺炎和多器官功能障碍（MODS）。1997年以来，高致病性禽流感病毒（H5N1）跨越物种屏障，引起许多人致病和死亡。近年又获得H9N2、H7N2、H7N3亚型禽流感病毒感染人类的证据。世界卫生组织（WHO）警告此疾病可能是人类潜在威胁最大的疾病之一。

高致病性人禽流感病毒性肺炎的发病机制和病理

人感染H5N1迄今的证据符合禽－人传播，可能存在环境－人传播，还有少数未得到证据支持的人－人传播。虽然人类广泛暴露于感染的家禽，但H5N1的发病率相对较低，表明阻碍获得禽流感病毒的物种屏障是牢固的。家族成员聚集发病可能由共同暴露所致。尸检可见高致病性人禽流感病毒性肺炎，有严重肺损伤伴弥漫性肺泡损害，包括肺泡腔充满纤维蛋白性渗出物和红细胞、透明膜形成、血管充血、肺间质淋巴细胞浸润和反应性成纤维细胞增生。

高致病性人禽流感病毒性肺炎的病原体

禽流感病毒属正粘病毒科甲型流感病毒属。可分为16个HA亚型和9个NA亚型。感染人的禽流感病毒亚型为H5N1、H9N2、H7N7、H7N2、H7N3等，其中感染H5N1的患者病情重、病死率高，故称为高致病性禽流感病毒。近年来发现野生水禽是甲型流感病毒巨大的天然贮存库，病毒不断进化，抗原性不断改变，对环境稳定性也增强。禽流感病毒对乙醚、氯仿、丙酮等有机溶剂均敏感。对热也比较敏感，650C加热30分钟或煮沸（100℃）2分钟以上可灭活。病毒在较低温度粪便中可存活1周，在4℃水中可存活1个月，对酸性环境有一定抵抗力。裸露的病毒在阳光直射下40～48小时可灭活，如果用紫外线直接照射，可迅速破坏其活性。

人感染H5N1后发病的1～16天，都可从患者鼻咽部分离物中检出病毒。大多数患者的血清和粪便以及少数患者的脑脊液都被检出病毒RNA，而尿标本为阴性。目前尚不清楚粪便或血液是否能成为传播感染的媒介。

什么是衣原体肺炎

衣原体肺炎是由肺炎衣原体引起的急性肺部炎症，常累及上、下呼吸道，可引起咽炎、喉炎等多种疾病、扁桃体炎，鼻窦炎、支气管炎和肺炎。常在聚居场所的人群中流行，如军队、学校、家庭，通常感染所有的家庭成员，但3岁以下的儿童患病较少。

衣原体肺炎的病因和发病机制

肺炎衣原体是专性细胞内细菌样寄生物，属于衣原体科。引起人类肺炎的还有鹦鹉热衣原体。肺炎衣原体形态不一，原体致密呈球状，直径约0.2 ~ 0.4 μm。网状体直径约0.51 μm ，是衣原体的增殖型，没有感染力。

肺炎衣原体是一种人类致病原，属于人–人传播，可通过呼吸道的飞沫传染，也可通过污染物传染。年老体弱、营养不良、免疫功能低下者易被感染。感染后免疫力很弱，易反复。

什么是传染性非典型肺炎

传染性非典型肺炎是由 SARS 冠状病毒引起的一种具有明显传染性、可累及多个器官系统的特殊肺炎，世界卫生组织（WHO）将其命名为严重急性呼吸综合征（SARS）。其主要临床特征为急性起病、发热、干咳、呼吸困难，白细胞不高或降低、肺部浸润和抗菌药物治疗无效。人群普遍易感，呈家庭和医院聚集性发病，多见于青壮年，儿童感染率较低。

传染性非典型肺炎的发病机制和病理

SARS 病毒通过短距离飞沫、气溶胶或接触污染的物品传播。发病机制未明，推测 SARS 病毒通过其表面蛋白与肺泡上皮等细胞的相应受体结合，导致肺炎的发生。病理改变主要显示弥漫性肺泡损伤和炎症细胞浸润，早期的特征是肺水肿、纤维素渗出、透明膜形成、脱屑性肺炎及灶性肺出血等病变；机化期可见到肺泡内含细胞性的纤维黏液样渗出物及肺泡间隔的成纤维细胞增生，仅部分病例出现明显的纤维增生，导致肺纤维化甚至硬化。

传染性非典型肺炎的病原体

世界卫生组织（WHO）把从 SARS 患者中分离出来的病原体命名为 SARS 冠状病毒，简称 SARS 病毒（SARS virus）。SARS 病毒和其他人类及动物已知的冠状病毒相比较，基因序列分析数据显示 SARS 病毒并非已知的冠状病毒之间新近发生的基因重组所产生，是一种全新的冠状病毒，与目前已知的三群冠状病毒均有区别，可被归为第四群。SARS 病毒在环境中较其他已知的人类冠状病毒稳定，室温 24℃下病毒在尿液里至少可存活 10 天，在痰液中和腹泻患者的粪便中能存活 5 天以上，在血液中可存活 15 天。但病毒暴露在常用的消毒剂和固定剂中即可失去感染性，56℃以上 90 分钟可以杀死病毒。

什么是病毒性肺炎

病毒性肺炎是由上呼吸道病毒感染，向下蔓延所致的肺部炎症。可发生在免疫功能正常或抑制的儿童和成人。本病大多见于冬、春季节，暴发或散发流行。密切接触的人群或有心肺疾病者容易罹患。社区获得性肺炎住院患者约 8% 为病毒性肺炎。婴幼儿、老人、原有慢性心肺疾病者或妊娠妇女易感染，病情较重者甚至导致死亡。

病毒性肺炎的病理

病毒侵入细支气管上皮引起细支气管炎，感染可波及肺间质与肺泡而致肺炎。气道上皮广泛受损，黏膜发生溃疡，其上覆盖纤维蛋白被膜。气道防御功能降低，易招致细菌感染。单纯病毒性肺炎多为间质性肺炎，肺泡间隔有大量单核细胞浸润。肺泡水肿，被覆含蛋白及纤维蛋白的透明膜，使肺泡弥散距离加宽。肺炎多为局灶性或弥漫性，偶呈实变。肺泡细胞及巨噬细胞内可见病毒包涵体。炎性介质释出，直接作用于支气管平滑肌，致使支气管痉挛，临床上表现为支气管反应性增高。病变吸收后可留有肺纤维化。

病毒性肺炎的病因和发病机制

引起成人肺炎的常见病毒为甲、乙型流感病毒、腺病毒、副流感病毒、呼吸道合胞病毒和冠状病毒等。免疫抑制宿主为疱疹病毒和麻疹病毒的易感者；骨髓移植和器官移植受者易患巨细胞病毒和疱疹病毒性肺炎。患者可同时受一种以上病毒感染，并常继发细菌感染，免疫抑制宿主还常继发真菌感染。呼吸道病毒可通过飞沫与直接接触传播，且传播迅速、传播面广，病毒性肺炎为吸入性感染。

中医认为小儿易患肺炎的原因

我们所讲的肺炎，也就是中医所指肺炎喘嗽。中医很早以前就有小儿肺炎喘嗽症状的记载，并且描述了其脉象与病情轻重的关系。

小儿很容易患肺炎喘嗽，尤其是3岁以下的婴幼儿更为多见。这与小儿的体质有密切关系。中医认为，小儿时期从形体到生理功能都没有发育完善，特别是卫外机能不固，容易感受外邪。也有的因先天不足或后天失养，以及患有其他疾病（如营养不良、佝偻病等）致使体质虚弱，抵抗力低下。外邪侵袭，肺脏首当其冲。肺位于胸中，上通喉咙，开窍于鼻，外合皮毛，司呼吸而主一身之气，有宣发肃降的作用。如外邪犯肺，肺失宣肃，于是引起肺炎喘嗽的发生。小儿脾胃功能薄弱，若因饮食不节，过食肥甘，变痰生热，或因脾失健运而生痰湿，无论是痰热或痰湿蕴于体内都是发病的重要因素，在这种条件下，外邪侵袭致使肺失宣降，肺气郁闭就发为喘咳。

总之，小儿易患肺炎喘嗽，外因是由于邪气的侵袭，内因则在于腠理疏松，肌肤薄弱，肺娇脾虚，痰浊内蕴而致。

大气污染对呼吸道有什么影响

大气同水、土壤一样，是人类生存的重要环境之一。大气的正常成分是保持人体正常活动和人体健康的必要条件。正常情况下，空气是清洁的，其化学成分保持相对的稳定。但由于各种工业、交通和生活中所产生的有害气体、粉尘的污染，破坏了大气的正常面貌，众多的大气污染物中，以粉尘、一氧化碳、二氧化硫、硫化氢、烃类及氨等为主，通常粉尘与二氧化硫占40%，一氧化碳占30%，其他占30%。

呼吸道黏膜直接与大气接触，大气污染最先累及的便是呼吸道。一些有害物质刺激呼吸道黏膜，使黏膜分泌增多，杯状细胞肥大。随着浓度增加，可产生腐蚀呼吸道的不良后果，呼吸器官受到严重损害，引起咳嗽、咯痰、声音嘶哑、呼吸困难，甚至导致支气管炎、支气管哮喘、肺气肿、肺癌等严重疾患，影响呼吸功能，并累及循环系统，真是其害无穷。

因此，人人都应注意环境清洁，减少环境污染，为我们的生活创造一个清新优美的环境。

婴幼儿时期为何容易患肺炎

肺炎是小儿的主要常见病之一，尤多见于婴幼儿，在我国儿内科住院患儿中，约占1/4 ~ 1/2。

婴幼儿时期容易发生肺炎，与呼吸系统有密切关系。如气管、支气管管腔相对狭窄，黏液分泌少，纤毛运动差，不易将微生物或异物清除。肺弹力组织发育差，血管丰富，易于充血，间质发育旺盛而肺泡数少，肺含气量少，易为黏液阻塞等。并且婴幼儿胸廓呈圆桶状，肋骨呈水平位，呼吸肌发育差，故胸廓运动度小，呼吸力差。

另外，在此年龄段免疫功能也存有不足，防御功能尚未充分发育，容易发生传染病、营养不良、佝偻病等疾患。这些内在因素使婴幼儿容易发生肺炎，并且比较严重。1岁以下婴儿免疫力很差，故肺炎易于扩散、融合并延及两肺；年龄较大及体质较强的幼儿，机体反应性逐渐成熟，局限感染能力增强，肺炎往往出现较大的病灶，如局限于一叶，则为大叶肺炎。

肺炎发病率高,并发症也较多,且是婴儿时期主要死亡原因之一,故加强对本病的防治非常重要。

何谓小儿肺炎及其分类

肺炎是小儿时期的常见病和多发病，尤其多见于婴幼儿。肺炎是造成婴儿夭折的主要病因之一，因此，对其必须引起足够的重视。肺炎是指多种病原微生物和其他一些致病因素在肺部引起的炎症。其病理特点是在肺间质和肺泡内有渗出性炎症,使肺组织出现病变。肺炎的临床特征表现为发热、咳嗽,常伴有气促、呼吸增快、鼻翼翕动、喘憋，严重者还可出现口周及指趾青紫，此外，还可有烦躁或嗜睡、呕吐和腹泻等。这些症状可突然出现，也可在发病前先有数日轻度的上呼吸道感染。

目前对肺炎的分类，一般采用病理形态、病原体、病程及病情程度四种方法。

（1）病理分类：大叶肺炎、支气管肺炎（小叶肺炎）、间质性肺炎和毛细支气管炎。

（2）病原体分类：细菌性肺炎、病毒性肺炎、真菌性肺炎、支原体肺炎、立克次氏体性肺炎、原虫性肺炎和吸入性肺炎。

（3）病程分类：急性肺炎（1个月内）、迁延性肺炎（1～3个月）和慢性肺炎（3个月以上）。

（4）病情分类：轻症——病情轻，除呼吸系统外，其他系统仅有轻微受累，全身中毒症状不明显。重症——病情重，除呼吸系统严重受损外，其他系统亦受累，全身中毒症状明显。

临床上，若病原体明确，则按病因分类并以病原体命名，以便指导治疗，否则按病理分类。其中，支气管肺炎的诊断在临床上使用最多。

什么是链球菌肺炎

链球菌肺炎是由肺炎链球菌或称肺炎球菌所引起的肺炎，约占社区获得性肺炎的半数。通常急骤起病，以高热、寒战、咳嗽、血痰及胸痛为特征。X线胸片呈肺段或肺叶急性炎性实变，近年来因抗菌药物的广泛使用，致使本病的起病方式、症状及X线改变均不典型。

链球菌肺炎的病因和发病机制

肺炎链球菌为革兰染色阳性球菌，多成双排列或短链排列。有荚膜，其毒力大小与荚膜中的多糖结构及含量有关。根据荚膜多糖的抗原特性，肺炎链球菌可分为86个血清型。成人致病菌多属1～9及12型，以第3型毒力最强，儿童则多为6、14、19及23型。肺炎链球菌在干燥痰中能存活数月，但在阳光直射1小时，或加热至52℃ 10分钟即可杀灭，对苯酚等消毒剂亦甚敏感。机体免疫功能正常时，肺炎链球菌是寄居在口腔及鼻咽部的一种正常菌群，其带菌率常随年龄、季节及免疫状态的变化而有差异。机体免疫功能受损时，有毒的肺炎链球菌侵入人体而致病。肺炎链球菌除引起肺炎外，少数可发生菌血症或感染性休克，老年人及婴幼儿的病情尤为严重。

本病以冬季与初春多见，常与呼吸道病毒感染相伴。患者常为原先健康的青壮年或老年与婴幼儿，男性较多见。吸烟者、慢性支气管炎、支气管扩张、充血性心力衰竭、慢性病患者以及免疫抑制宿主均易受肺炎链球菌侵袭。肺炎链球菌不产生毒素，不引起原发性组织坏死或形成空洞。其致病力受高分子多糖体的荚膜对组织的侵袭作用，首先引起肺泡壁水肿，出现白细胞与红细胞渗出，含菌的渗出液经肺泡间孔向肺的中央部分扩展，甚至累及几个肺段或整个肺叶，因病变开始于肺的外周，故叶间分界清楚，易累及胸膜，引起渗出性胸膜炎。

咳嗽是如何产生的

咳嗽是小儿最常见的症状之一，它是怎样产生的呢？形成咳嗽的器官，有呼吸道、肺脏、呼吸肌、神经系统。咳嗽中枢位于延髓，当咳嗽中枢受到刺激时，便可产生咳嗽动作。呼吸道炎症，如病毒、细菌和某些寄生虫侵入呼吸道后引起的发炎，可刺激黏膜而引起咳嗽。多种物理性和化学性因素能刺激呼吸道黏膜，或压迫支气管，通过神经而刺激咳嗽中枢。其中，在儿童时期，最易遇到的是因呼吸道有异物而引起咳嗽。当小儿在哭、笑或喊叫时，可将口内的食物或其他东西吸入呼吸道。此外，有些体质过敏的小儿，闻到油漆气味或吸入花粉、香烟、烟雾等也可引起咳嗽。

咳嗽时，第一步是吸气肌收缩使胸腔增大，胸腔压力降低，大量空气进入肺泡；第二步是声门关闭，呼吸肌、肋间内肌、膈肌、腹肌等同时迅速收缩，使胸腔内压力突然升高；最后，声门打开，此时肺内的气体在压力下迸发而出，并在喉头产生咳声。

第 2 章

发病信号

疾病总会露马脚，练就慧眼早明了

休克型肺炎的临床表现及治疗原则

休克型肺炎又叫中毒性肺炎，是由细菌性肺炎时的毒血症引起以微循环障碍为主要表现的一种重症肺炎。病原体多为肺炎链球菌、金黄色葡萄球菌、溶血性链球菌等，多见于年长体弱者。

1. 临床症状

主要有肺部感染和休克的表现，休克常在24小时内发生。多数患者有咳嗽、咳痰、全身不适，肺部体征多不典型。1 ~ 3天内，尤其在24小时内，突然出现休克，表现为血压下降、面色苍白、冷汗淋漓、四肢厥冷、脉搏细速、口唇及肢体发绀，尿少或无尿，意识模糊，烦躁或嗜睡，甚至昏迷。

2. 治疗原则

（1）积极补充血容量（扩容）：这是改善微循环灌注的基础，在血容量未补足时，应用任何血管活性药物均有危险。

（2）纠正酸中毒：休克时，常有代谢性酸中毒存在，使心脏收缩力减弱，并加重有效循环量不足，因此，要给碱性液。

（3）肾上腺皮质激素的应用：能改善血流动力学及机体代谢，产生抗休克的作用。注意在使用抗生素前提下应用。

（4）血管活性药物的应用：根据病情尽量用扩血管药，少用或不用缩血管药物。

（5）控制感染：控制感染的原则为早期、足量、联合应用抗生素，静脉滴入。留痰做细菌培养，再选用敏感的抗生素。

（6）对症支持治疗：吸氧、保持呼吸道通畅等。

军团菌肺炎的临床特点及治疗

1976 年在美国费城召开的一次军团年会期间，爆发了一种肺炎，这种肺炎被称为军团菌肺炎，又称军团病，导致此病的细菌为嗜肺性军团杆菌，该菌是不易培养的革兰阴性菌，在外界抵抗力很强，于自来水中能够存活一年。该菌可广泛存在于土壤、湖泊、河流中，通过空气传播。自 2 岁幼儿至老年人均易感染，全年均有散发，夏季可流行。该病有下列临床特点。

（1）有潜伏期 2 ~ 10 天，多发于免疫功能低下者。

（2）起病之初，可有发热、全身不适、头痛、肌肉酸痛等。1 ~ 2 日内体温可高达 40℃，并有寒战、干咳，胸部刺痛随呼吸与咳嗽加剧，可有少量黏痰或痰中带血，常伴有腹痛、腹泻及呕吐，重症可有神志迟钝及谵妄，可伴多系统器官损害。双肺听诊可有干、湿性啰音，但无实变体征。死亡率为 15% 左右。

（3）X线胸片：单侧或双侧有斑片状浸润阴影，可呈间质性或实变，也可发展为结节状实变，少数有胸腔积液。

（4）血常规：白细胞计数增加，血沉增快。

（5）尿常规：可见少量蛋白及红细胞。

（6）血清学检查：双份血清以间接免疫荧光法等检测抗体，1周内效价上升，3周后达高峰。效价≥1∶60或有4倍以上增长，或单份恢复期血清效价≥1∶128，可以确诊。

治疗：目前认为，红霉素是治疗军团菌肺炎的首选药。口服20～40mg/kg·d，每日3～4次。静脉用药：20～30mg/kg·d加入5%葡萄糖中，浓度比例为1mg/ml。另外，对症治疗也必不可少，如注意水、电解质平衡，增强营养，提高机体免疫力等。抗生素治疗宜3周。

流感嗜血杆菌肺炎的临床特点及治疗

流感嗜血杆菌肺炎易并发于流感病毒或葡萄球菌感染的患者。此种类型肺炎临床比较少见，一般起病较缓，病程为亚急性，临床及X线表现与链球菌肺炎相似。临床有如下特点。

（1）有痉挛性咳嗽，颇似百日咳，有时像毛细支气管炎。

（2）全身症状重，中毒症状明显。如发热、呼吸急促，甚至呼吸衰竭。

（3）白细胞增高明显，可达 20 ~ 70 × 10^9/L，伴有淋巴细胞的相对或绝对升高。

（4）X 线胸片可呈粟粒状阴影，常于肺底部融合。

（5）婴儿多并发脓胸、心包炎、败血症、脑膜炎及化脓性关节炎。

（6）易后遗支气管扩张症。

但流感嗜血杆菌肺炎的确诊，有赖于痰培养。本病的治疗，因流感嗜血杆菌属革兰阴性杆菌，故首选氨苄西林，100 ~ 150mg/kg・d，肌内注射或静脉给药，以静脉给药为佳。当细菌对氨苄西林耐药时，可改用头孢菌素类，如头孢噻肟，50 ~ 150mg/kg・d，静脉点滴。

绿脓杆菌肺炎的临床特点及治疗

绿脓杆菌在自然界中分布很广，如土壤、污水、空气、健康人皮肤表面和肠道内，特别是在医院环境中存有该菌。绿脓杆菌肺炎是一种坏死性支气管肺炎，多发生在有心肺功能障碍等严重病者、早产儿、粒性白细胞缺乏、免疫缺陷的患者以及长期用抗生素治疗的患者。

临床特点

（1）寒战、发热（体温早晨比下午高）、咳嗽、呼吸困难、紫绀。

（2）可咳出大量翠绿色脓痰。

（3）可有相对缓脉（即脉搏与体温比较相对缓慢）。

（4）肺部听诊可有弥漫性细小水泡音及喘鸣音。

（5）X线胸片可见多发性斑片状密度增高影，部分患者可呈大片状密度增高影，或小斑片影中可见小透光区（小脓肿）。

（6）血常规中白细胞轻度增高，但1/3患者白细胞可减少，并可见贫血及黄疸。

（7）痰培养有绿脓杆菌生长。

本病病情发展迅速，死亡率高，因此，必须积极选择有效的抗菌药物治疗。如头孢菌素类可选用头孢他啶或头孢噻肟；也可选用羧苄西林与庆大霉素联合应用。但要注意，庆大霉素的用量和疗程，以防引起耳及肾脏的损害。

大肠杆菌肺炎的临床特点及治疗

大肠杆菌属于革兰阴性杆菌，它引起的肺炎叫大肠杆菌肺炎，系间质性肺炎。此病多见于下列情况。

（1）发生于新生儿或婴儿时期，肺炎常为全身大肠杆菌败血症的一部分。

（2）腺病毒肺炎后继发。即原有肺炎好转后，又见恶化或原发病迁延不愈时，应怀疑有新的细菌感染。

（3）慢性疾病如糖尿病、肾盂肾炎之后也可发生。

临床特点

（1）起病缓慢，易发于体弱、营养不良的婴儿，且有使用多种抗生素的病史。

（2）全身症状极重：咳嗽频繁、有痰、气喘、脉搏增速常与发热不成比例，新生儿体温低于正常。若合并败血症，易出现微循环障碍，如口唇发绀、面色灰暗、四肢发凉、精神萎靡或嗜睡，甚至昏迷。

（3）按普通球菌性肺炎治疗无效，病情迅速恶化。

（4）X线胸片：与支气管肺炎相似。

（5）脓胸较常见，肺脓肿少见。

（6）血常规：白细胞总数可正常，偏高或偏低。

（7）病原学检查：血培养、痰培养有大肠杆菌生长。

由于本病的死亡率较高，故必须采取有效措施积极救治。抗生素可选用三代头孢菌素，如头孢噻肟 50 ~ 150mg/kg · d 加入液体中静脉输液。

杆菌肺炎的临床特点及治疗

杆菌肺炎又叫克雷白杆菌肺炎，病死率较高。正常人上呼吸道可带有克雷白杆菌，在人体免疫功能低下，如流感、结核、慢性支气管扩张，或近期使用青霉素等易诱发本病。

临床表现

（1）起病急骤，迅速出现呼吸困难甚至呼吸衰竭。

（2）有咳嗽，年长患者有大量黏稠血性痰（呈砖红色胶冻样、黏稠、不臭），但婴幼儿少见。由于气道被黏液梗阻，肺部体征较少或完全缺乏。

（3）病情发展迅速、极为严重，常呈中毒性休克状态，如面色发灰、四肢发凉、嗜睡、昏迷甚至死亡。

（4）并发症：最常见肺脓肿，其次为脓胸、胸膜肥厚。

（5）X 线胸片：肺段或大叶性致密实变阴影，其边缘往往膨胀凸出，并可迅速发展到邻近肺段，以上叶后段及下叶尖段较多见。

治疗本病的首选抗生素为氨基糖苷类和头孢菌素类。氨基糖苷类可选用阿米卡星 10 ~ 15mg/kg · d，加入 5% ~ 10% 葡萄糖中静脉输液；头孢菌素类可选用头孢噻肟钠 50 ~ 150mg/kg · d，入液中静脉输液，同时可采用支持疗法及对症治疗。

高致病性人禽流感病毒性肺炎的临床表现

潜伏期1～7天，大多数在2～4天。主要症状为发热，体温大多持续在39℃以上，可伴有流涕、鼻塞、咳嗽、咽痛、头痛、肌肉酸痛和全身不适。部分患者可有恶心、腹痛、腹泻、稀水样便等消化道症状。

重症患者可出现高热不退，病情发展迅速，几乎所有患者都有临床表现明显的肺炎，常出现急性肺损伤、急性呼吸窘迫综合征、肺出血、胸腔积液、全血细胞减少、多脏器功能衰竭、休克及瑞氏综合征等多种并发症。可继发细菌感染，发生败血症。

婴幼儿肺炎病情转危的征兆

婴幼儿肺炎，尤其对于体质较弱、感邪较重的患儿，在治疗的同时，要严密观察病情。早期发现并及时控制各种并发症是降低死亡率的重要措施。下列几点为病情转危的常见征兆。

（1）高热嗜睡：高热持续数日不退，精神由烦躁不眠转为疲倦萎靡、嗜睡或昏睡、睡中露睛等。

（2）面白肢冷：由面色红赤、肢热、无汗渐转为面色苍白、肢冷、汗出、皮肤出现花斑纹。

（3）呼吸困难：呼吸开始急促，渐转为促迫而喘，甚至出现鼻翼翕动、点头呼吸、口唇青紫，以至呼吸困难。

（4）肝进行性肿大：患儿突然烦躁不安、面色苍白、脉快、肝进行性肿大，指纹紫滞，从风关、气关进而透达命关。

（5）腹胀如鼓：患儿精神萎靡、不思饮食、腹部胀满，严重者腹胀如鼓。

（6）舌脉改变：舌质由淡红转为红绛，舌苔由薄白或黄厚转为光剥无苔；脉象由数而有力转为数而无力或细微，甚至出现结、代脉。

发热会导致小儿肺炎吗

有些家长一见到孩子发热就高度紧张，急忙给孩子服用各种退热药，生怕孩子发烧会烧成肺炎。其实，这种担心是没有道理的，因为小儿肺炎并不是烧出来的。

肺炎是婴幼儿时期常见的一种疾病，是由病毒、细菌等不同病原体或其他致病因素所致的肺部炎症。小儿肺炎临床多以发热为首发症状，继之可出现咳嗽、喘促、呼吸困难及肺部湿啰音等表现。

小儿肺炎的发热一般没有固定的热型，有的表现为持续发热，有的表现为不规则发热，在新生儿、重症营养不良、佝偻病等体质虚弱的患儿可无发热。

发热是小儿肺炎的早期症状，因病毒、细菌等病原微生物侵及肺脏，使肺脏充血、水肿、形成炎性浸润所致。可以这样讲，肺部炎症引起了小儿发热，而并不是因为发热而导致了小儿肺炎的发生。

小儿肺炎为何易发生心力衰竭

患严重肺炎的患儿以及合并先天性心脏病的肺炎患儿，往往易发生心力衰竭，其原因可能与以下几种因素有关。

（1）小儿心脏的解剖生理特点：小儿心脏的心肌纤维细，互相交织很松，结缔组织和弹力纤维少，但小儿代谢旺盛，所以，心脏负担相对较大。

（2）肺炎时的缺氧和感染：①缺氧使心肌细胞内三磷腺苷及磷酸激酶生成不足，致使化学能量减少，造成心肌收缩无力。②细菌代谢产物及毒素的作用可使心肌受损。③肺部炎症病变，使肺循环阻力增加，加重了心脏负担。④发热等因素使代谢增强，耗氧量增加，迫使心脏加强活动，加重了心脏负担。

（3）患儿原有先天性心脏病、佝偻病等其他疾病，平时心脏负担已重，一旦发生肺炎，就更容易引起心衰。

总之，肺部感染对心脏影响以右心为主，临床应以肝脏的淤血肿大作为小儿肺炎并发心力衰竭的主要体征。心率增快也常作为心衰诊断标准之一，但单凭心率增快来判定有无心衰似乎并不可靠，因正常小儿心率较快，且不稳定，哭闹时每分钟可达 180 ~ 200 次，如有发热、缺氧等情况，心率快至每分钟 200 次以上者并不少见。当怀疑有肺炎并发心力衰竭时，应在入睡后测心率。

支原体肺炎的临床表现

潜伏期约 2 ~ 3 周，通常起病较缓慢。症状主要为乏力、咽痛、头痛、咳嗽、发热、食欲不振、腹泻、肌痛、耳痛等。咳嗽多为阵发性、刺激性呛咳，咳少量黏液。发热可持续 2 ~ 3 周，体温恢复正常后可能仍有咳嗽，偶伴有胸骨后疼痛。肺外表现更为常见，如皮炎（斑丘疹和多形性红斑）等。体格检查可见咽部充血，儿童偶可并发鼓膜炎或中耳炎，颈淋巴结肿大。胸部体格检查与肺部病变程度常不相称，可无明显体征。

老年人肺炎的临床特点

与成年人肺炎不同，老年人肺炎的临床症状和体征均不明显，其临床表现多种多样，甚至缺乏呼吸道症状，更缺乏典型的肺炎症状，因此有人称其为“无呼吸道症状的肺炎”。在老年患者中，通常可见到慢性支气管炎或慢性肺气肿等呼吸系统疾病，如在此基础上患肺炎，则肺炎的初发症状更难于发现。老年人肺炎的临床症状往往在不知不觉中加重，常无发热或寒战，可表现为食欲不振，意识障碍或精神异常等，可无发热或只有低热，但可出现腹胀，腹泻，腹痛等消化系统的症状。也可能一开始就出现表情淡漠、恍惚、嗜睡、躁动不安，甚至昏迷等神经精神系统的症状。还可能出现心慌、气短、心律失常、浮肿、虚脱、休克等心血管病的症状。另外，尿频、尿失禁、尿潴留、脱水等症状亦常见。据统计老年人肺炎常见的症状是发热（35% ~ 85%），咳嗽（35% ~ 81%），呼吸增速（56%），胸痛（62%）及畏寒（62%），咯痰（56%），喘鸣（23%）等。另外，面部、黏膜、肢端充血或紫绀，衰弱无力等亦常见。其发热多不规则，甚至患者也不感觉有发热的痛苦。咳嗽、咯痰，痰多为白色黏液痰，脓性痰及铁锈色痰较少见。胸痛多为炎症波及胸膜所引起，表现为刺痛，特别在咳嗽及深呼吸时加重。少数下叶肺炎累及膈胸膜的周围部分，可有上腹痛，并可放射到肩部。呼吸加快常是老年人肺炎有价值的诊断指标。

新生儿肺炎一定会发热吗

支气管肺炎一般起病急，大多有发热，体温常在38℃～39℃，甚至40℃以上，但新生儿肺炎经常是发热不高甚至无发热或体温不升，不典型的临床表现为新生儿肺炎的特点，如可无咳嗽、喘憋及肺部啰音。其主要症状为口唇周围、四肢末端及甲床发绀，皮肤苍白或灰白，少哭或不哭，精神萎靡，呼吸增快、有时不规则，口吐白沫，鼻孔张大，鼻扇、可见三凹征，呛奶、拒奶等。诊断主要依靠临床病史如羊水吸入史，有无呼吸道感染患者接触史，及以上不典型的临床表现等。例如，吸入性肺炎肺部X线表现为右下肺叶实变多见，也可见肺不张、肺气肿。感染性肺炎可见肺纹理增多，并有小点状浸润阴影，根据以上即可确诊。千万不要因为患儿无发热，以为无病，影响肺炎的诊治。

支气管肺炎有什么临床特点

支气管肺炎又称小叶性肺炎，是小儿最常见的肺炎，尤多见于3岁以下的婴幼儿，由细菌或病毒引起。按病理形态改变，可分为一般支气管肺炎和间质性支气管肺炎两类，前者多因细菌所致，后者则以病毒为主，临床上，常笼统地诊断为支气管肺炎。

一般症状：起病急骤或迟缓，多数发病前先有轻度上呼吸道感染。轻者先有流涕、轻咳、低热、纳差，1～3日后突然高热，体温38℃～39℃，咳嗽加剧、气促而发病。也有突然发热、咳嗽、气急、烦躁而发病的患者。弱小婴儿大多起病迟缓，发热不高，咳嗽和肺部体征均不明显，常见拒食、呛奶、呕吐或呼吸困难。

呼吸系统症状和体征：初期为刺激性干咳，之后喘重而咳嗽反稍减轻，恢复期变为湿性咳嗽伴喉中痰鸣。呼吸增快，每分钟可达40次以上，伴鼻翼翕动，甚至出现三凹征（胸骨上、下窝及肋间隙凹陷）。

肺部听诊：早期胸部体征常不明显，或仅有呼吸音变粗或稍减低，进而病灶扩大可有叩浊音，两肺可闻及细小水泡音，尤以两肺底深吸气时最为显著；恢复期出现粗大的湿啰音。

X线胸片：两肺纹理增重，沿支气管分布散在点状或小片状浸润阴影。

血常规：细菌感染时，白细胞计数多明显增高，中性粒细胞也增高；若为病毒感染时，白细胞多正常或低下。

细菌检查：从咽拭子或消毒导管吸取的咽部分泌物做细菌培养及药物敏感试验，可提供早期选用抗生素的依据。

传染性非典型肺炎的临床表现

潜伏期 2 ~ 10 天。起病急骤，多以发热为首发症状，体温高于 38℃，可有寒战，咳嗽、少痰，偶有血丝痰，心悸、呼吸困难或呼吸窘迫。可伴有肌肉关节酸痛、头痛、乏力和腹泻。患者多无上呼吸道卡他症状。肺部体征不明显，部分患者可闻及少许湿啰音或有肺实变体征。

婴幼儿肺炎多并发消化系统症状的原因

婴幼儿患肺炎时，常伴有呕吐、腹泻、腹胀、腹痛等消化道症状，剧烈咳嗽之后，也常发生呕吐。婴幼儿肺炎时并发消化系统症状的原因，主要包括以下几个方面。

（1）肺炎的病原体同时侵犯胃肠道。这些病原体包括大肠杆菌、金黄色葡萄球菌及腺病毒等。

（2）肺炎时，由于消化道对病原体及毒素的过敏反应和自主神经系统失调所致消化道症状。

（3）发热及进食、进水不足，消化液分泌减少。

（4）长期应用广谱抗菌药物导致菌群失调，二重感染。如金黄色葡萄球菌肠炎、白色念珠菌肠炎等。

（5）婴幼儿多不会吐痰，因此大多患儿将痰吞下，常引起呕吐和大便次数增多，并且，呕吐物中混有痰涎，大便也呈黏液便。

（6）由于严重的感染、中毒、重度缺氧、二氧化碳潴留和休克等导致中毒性肠麻痹，表现为顽固性腹胀、肠鸣音减弱或消失。出现中毒性肠麻痹时，多提示预后不良。

婴幼儿肺炎并发中毒性脑病的临床特点及治疗方法

婴幼儿肺炎并发中毒性脑病的发生率约为肺炎的 2.8% ~ 22%，并且，多发生在重症肺炎患儿。主要原因是重症肺炎因脑缺氧，使脑血管痉挛，导致脑部供血严重不足，进一步加重脑组织缺氧，致使脑组织代谢紊乱及脑水肿。

在重症肺炎基础上，出现下列症状与体征者，可诊断为肺炎并发中毒性脑病。

（1）昏睡、昏迷，以致惊厥（肺炎时高热和低钙均可引起惊厥，要注意鉴别）。

（2）烦躁不安、嗜睡或两者交替出现。

（3）前囟膨隆、有脑膜刺激征和颈强、布氏征等。

（4）呕吐（非胃肠道疾病所致）呈喷射状。

（5）有瞳孔改变，对光反应迟钝或消失。

（6）肌张力增高。

对该症的抢救处理，多用以下几种方法。

（1）中毒性脑病的病理、生理学基础是脑水肿，除继续治疗肺炎外，并予改善通气、吸氧、纠正水、电解质紊乱及镇静；有呼吸道梗阻或呼吸衰竭时，尽早做气管切开和使用呼吸机。

（2）对脑水肿的治疗：主要目的是减轻脑水肿、降低颅内压。目前，甘露醇作为首选药物，其作用快、效果好、反跳作用小。20% 甘露醇，5 ~ 8ml/kg・次，于 15 ~ 30 分钟内静脉注射或快速滴入，每 6 ~ 8 小时静脉滴注 1 次，症状缓解后逐渐延长给药时间，直至停用。呋塞米于利尿而使全身脱水，对减低颅内压有一定效果，呋塞米用法为1mg/kg·次，每日2～4次，肌内注射或稀释后静脉滴注。

（3）血管扩张剂的应用：缓解脑血管痉挛，改善脑微循环，从而减轻脑水肿。①654–2，1～2mg/kg，10～15分钟1次，稳定后改为0.5～1mg/kg，2～4小时1次。②酚妥拉明，0.5～1.0mg/kg·次，最大剂量不超过10mg/次，加入葡萄糖中静脉滴注，根据病情可每2～6小时给药1次。

（4）肾上腺皮质激素的应用：地塞米松静脉滴入，0.2～0.25mg/kg，每6小时1次，2～3天后逐渐减量或停药。

（5）促进脑细胞恢复药物的应用：临床上多采用以三磷腺苷为主的能量合剂（ATP20mg，辅酶A50U，胰岛素4U，加于10%～25%葡萄糖100～200ml）静脉点滴，每日1～2次。

（6）其他：对烦躁不安、惊厥者，可予10%水合氯醛，30～40mg/kg·次，加生理盐水10～20ml，保留灌肠。氯丙嗪、异丙嗪各0.5～1.0mg/kg·次，肌内注射，亦可进行亚冬眠疗法。

病毒性肺炎的临床表现

易发于病毒疾病流行季节，临床症状通常较轻，与支原体肺炎的症状相似，但起病较急，发热、头痛、全身酸痛、倦怠等较突出，常在急性流感症状尚未消退时，即出现咳嗽、少痰，或白色黏液痰、咽痛等呼吸道症状。小儿或老年人易发生重症病毒性肺炎，表现为呼吸困难、发绀、嗜睡、精神萎靡，甚至发生休克、心力衰竭和呼吸衰竭等并发症，也可发生急性呼吸窘迫综合征。本病常无显著的胸部体征，病情严重者有呼吸浅速、心率增快、肺部干、湿性啰音。

衣原体肺炎的临床表现

起病多隐袭，早期表现为上呼吸道感染症状。临床上与支原体肺炎颇为相似。通常症状较轻，发热、寒战、肌肉疼痛、干咳，非胸膜炎性胸痛，头痛、不适和乏力，少有咯血。发生咽喉炎者表现为咽喉痛、声音嘶哑，有些患者可表现为双阶段病程。开始表现为咽炎，经对症处理好转，1 ~ 3周后又发生肺炎或支气管炎，咳嗽加重。少数患者可无症状。肺炎衣原体感染时也可伴有肺外表现，如中耳炎，关节炎，甲状腺炎，脑炎，吉兰 – 巴雷综合征等。体格检查肺部偶闻湿啰音，随肺炎病变加重湿啰音可变得明显。

肺炎喘嗽风邪闭肺型的临床表现及治法方药

风邪闭肺多见于疾病的初期，根据受邪的不同，有偏寒、偏热之异，其中以风热闭肺较为多见，这是因为小儿系纯阳之体容易感邪化热所导致。

如见恶寒、发热、咳嗽、气急、鼻煽、无汗不渴，痰白且稀，舌苔薄白或白腻，舌不红，指纹青，多在风关，脉浮紧，为风寒外袭，肺失宣肃所致，治疗采用辛温解表，宣肺化痰。方药：麻黄3g，杏仁6g，苏子8g，甘草4g，陈皮6g，清夏6g，痰多者加白芥子6g，炒莱菔子6g。如见发热有汗、口渴、咳嗽、痰黏而黄，气促鼻煽，面赤唇红、咽红、指纹青紫，多在气关，脉浮数者，为风热犯肺或由寒化热，热蕴于内，肺失宣肃而致，治以辛凉解表、宣肺化痰。方药：麻黄3g，杏仁6g，生石膏10g，生甘草4g，桔梗8g，黄芩10g，咳剧痰多者，选加黛蛤散5g，竹沥汁10ml，车前子8g，莱菔子8g；身热而咳嗽不剧者可用银花12g，连翘10g，竹叶8g，牛蒡子8g，豆豉6g，薄荷（后下）8g，芦根12g，水煎服，日1剂。

观察小儿呼吸的临床表现有何意义

（1）呼吸的望诊：这是呼吸系统疾病最重要的检查内容，包括呼吸的快慢、深浅、节律及呼吸是否费力，胸廓是否对称，起伏是否一致等。再结合其他情况，可对病情做出初步判断。

（2）呼吸次数：这是呼吸系统疾病最基本的检查项目。呼吸功能不全，首先表现为呼吸增快。

（3）呼吸音：听诊时，要注意呼吸音的强弱和性质，不能只注意啰音。

（4）紫绀：血氧下降的重要表现。末梢性紫绀指血流较慢，动、静脉氧差较大的部位（如肢端）的紫绀；中心性紫绀指血流较快，动、静脉氧差较小的部位（如舌、黏膜）的紫绀。

（5）吸气时胸廓凹陷，即所谓“三凹征”：在婴幼儿上呼吸道梗阻或肺实变时，由于胸廓软弱，用力吸气时，胸腔内负压增加，引起胸骨上、下及肋间凹陷。此时不但增加呼吸肌能量消耗，而且不能达到增加通气量的目的。

（6）吸气喘鸣：上呼吸道梗阻的表现，由喉和大气管吸气时变狭窄所致。

（7）呼气呻吟：婴幼儿下呼吸道梗阻和肺扩张不良的表现。其作用是在声门半关闭情况下，声门远端呼气时压力增加，有利于已萎陷的肺泡扩张。

（8）杵状指：指（趾）骨末端背侧组织增生，使甲床抬高所致。常见于支气管扩张、迁延性肺炎、慢性哮喘等慢性肺疾病。此外也可见于青紫型先天性心脏病、慢性消化道疾病等肺外疾病。

腺病毒肺炎临床有什么特点

腺病毒肺炎是病毒性肺炎中较常见的一种，多见于6个月～2岁的婴幼儿。冬、春两季发病率较高，多通过呼吸道传染。

（1）起病特点为急骤发热，往往自发病前两日体温达39℃，一般可持续1周以上，抗生素治疗无效。

（2）自起病开始即可出现频繁的咳嗽，3～6日后，开始出现呼吸困难、气喘、发绀，并逐渐加重。肺部听诊早期仅有呼吸音粗糙。3～4日后，可闻及细小水泡音，并常有肺气肿现象。

（3）引起全身中毒症状较早，常并发神经系统、循环系统、消化系统症状，面色苍白。大约在发病3～4天以后，出现嗜睡、萎靡、有时嗜睡与烦躁交替出现，严重病例，出现惊厥、昏迷。多数患者肝肿大，易发生心力衰竭，一半以上患者有腹泻、呕吐及腹胀症状。

（4）白细胞计数正常或偏低，X 线检查多见大片状阴影，以两肺下野为多见，严重时，可有胸膜反应或胸腔积液。肺部阴影常需 1 ~ 3 个月才消散。

细菌性肺炎的临床表现

细菌性肺炎的症状变化较大，可轻、可重，决定于病原体和宿主的状态。常见症状为咳嗽、咳痰，或原有呼吸道症状加重，并出现脓性痰或血痰，伴或不伴胸痛。肺炎病变范围大的患者可有呼吸困难，呼吸窘迫。大多数患者有发热症状。早期肺部体征无明显异常，重症者可有呼吸频率增快，鼻翼扇动，发绀。肺实变时有典型的体征，如叩诊浊音、语颤增强和支气管呼吸音等，也可闻及湿性啰音。并发胸腔积液者，患侧胸部叩诊浊音，语颤减弱，呼吸音减弱。

呼吸道合胞病毒性肺炎的临床特征及治疗方法

呼吸道合胞病毒是引起小儿病毒性肺炎最常见的病原体，临床上有两种类型，一部分表现为毛细支气管炎，另一部分表现为间质性肺炎。多发生于婴幼儿，男多于女，比例为15～2：1。

毛细支气管炎：发病前2～3天可见鼻塞、咳嗽等上呼吸道感染症状，出现持续性干咳及阵发性呼气性呼吸困难，中、低度发热，喘憋发作时，患者烦躁、鼻煽及“三凹征”，双肺听诊呼吸音降低或充满高调喘鸣音，肺底部可听到细小水泡音。严重者可发生心力衰竭。

间质性肺炎：除肺部有浸润影外，常难与毛细支气管炎区别。除有毛细支气管炎的临床表现外，病情严重，全身中毒症状较重，明显呼吸困难，肺部体征出现较早。

X线胸片：多数有小点片状阴影，约1/3患者有不同程度的肺气肿。

血常规：白细胞总数正常或偏低。

治疗：注意隔离，努力防止继发细菌或其他病毒感染。一般治疗与护理可参考支气管肺炎与腺病毒肺炎治疗方法。抗病毒药物，可选用利巴韦林10～15mg/kg·d，加入5%～10%葡萄糖中静脉点滴；也可用双黄连60mg/kg·d加入液体内点滴，为中药抗病毒针剂。若继发细菌感染，可加用抗生素。

副流感病毒性肺炎的临床表现

副流感病毒性肺炎是婴幼儿肺炎中较常见的一种，北方地区易发于冬、春寒冷季节，南方则夏、秋季多发。本病病情较轻，预后也好。临床表现如下。

（1）发病缓慢：可有发热（体温多39℃以下），持续约为3 ~ 5天，咳嗽不甚剧烈，多无气喘表现，神经系统症状多不明显，几乎不发生心力衰竭。

（2）肺部体征：肺部听诊可有散在的湿性啰音。

（3）X线胸片：可见小片状阴影，吸收较快。

（4）血常规：白细胞总数多正常或降低。

本病的诊断可通过在发病早期，采取患者的鼻咽分泌物或咽拭子标本，用直接或间接免疫荧光技术检测病毒抗原。

流感病毒性肺炎临床表现及治疗方法

由流感病毒引起的肺炎叫流感病毒性肺炎。如果在流感流行期间，患者高热持续不退并有肺炎症状，用抗生素治疗无效，即应考虑流感病毒性肺炎的可能性。本病易发于冬、春季节。临床表现如下。

（1）骤然起病，高热（体温39℃以上）可持续7 ~ 10天左右。

（2）咳嗽频繁、喘息明显，有时热退后还伴有气喘。

（3）肺部体征：叩诊呈浊音，听诊可有细小水泡音或捻发音，胸腔可有积液。

（4）可伴有消化系统症状，如呕吐、腹泻，个别严重患者可并发肠出血。

（5）部分患者肺炎早期，可发生昏迷或惊厥等神经系统症状。

（6）血常规：白细胞总数降低（1 ~ 2）$\times 10^9$/L，淋巴细胞百分数增高。

（7）X 线胸片：肺门两旁的肺野有絮状或小球状阴影。第 2 周开始吸收，恢复较快。

流感病毒性肺炎一般的治疗与护理同支气管肺炎。针对病原体的治疗，可选用利巴韦林 10 ~ 15mg/kg · d，加入 5% ~ 10% 葡萄糖 150 ~ 200ml 中静脉输液，同时可配合中药针剂双黄连 60mg/kg · d 入生理盐水 150 ~ 250ml 中静脉点滴以协同抗病毒。当出现神经系统或消化系统症状时可对症治疗。

慢性肺炎有何临床表现

慢性肺炎是指病程超过 3 个月的肺炎。小儿慢性肺炎的特点是周期性复发和逐渐恶化，病程呈波浪式。临床表现如下。

（1）在静止期体温正常，几乎不咳嗽，无明显体征，但在剧烈活动时容易发生气喘。

（2）当感染反复发作时，即处于恶化期时，常伴有肺功能不全症状，如发绀，呼吸困难。

（3）恶化后好转很缓慢，常常咳嗽，甚至出现面部浮肿，久之胸部开始变成桶状，并有杵状形成。

（4）严重时病情反复发作而进展。由于肺气肿、肺功能不全而引起肺循环阻力增加，肺动脉压力增高，右心负担加重，在半年至两年内形成肺源性心脏病，直到慢性呼吸衰竭。

（5）X线胸片：两肺中下野及肺门区的肺纹理可呈现蜂窝状，出现小泡性肺气肿。同时，可伴有实质性炎症病灶，两侧肺门阴影呈对称性增大。实验室检查白细胞增加，血沉增快。

总之，在急性肺部感染后，有反复发生的上、下呼吸道感染，或传染病后肺部感染迁延不愈，排出脓性痰以及有肺功能不全的表现时，多数为慢性肺炎。

如何鉴别小儿肺炎和小儿肺结核

小儿肺炎和小儿肺结核同属肺部疾患。小儿肺炎是儿科临床肺系疾患中最常见的病证之一。当患儿发热、咳嗽、胸部透视有阴影时，就应慎重考虑是肺炎还是肺结核，如果不认真仔细分析，可致误诊而延误治疗，给患者造成很大的损失。两者怎样进行鉴别，现分述如下。

（1）支气管肺炎在X线显示肺门纹理增重时，应与肺门淋巴结结核进行鉴别。①从症状上鉴别，支气管肺炎大部分起病急，有高热、咳嗽、咯痰、喘促。肺门淋巴结核一般无症状，当淋巴结肿大到一定程度压迫支气管时才发生咳嗽症状。②支气管肺炎的重要体征是两肺有干、湿性啰音，而肺门淋巴结结核则缺乏肺部体征。③细菌性肺炎白细胞总数高，中性粒细胞增高；病毒性肺炎白细胞总数不高，中性粒细胞不高，淋巴细胞增高。而当感染结核时，单核细胞增多，相对淋巴细胞减少。④胸透时两者都有肺纹理增重。支气管肺炎时，炎症由支气管扩散，所以，肺纹理增重且很快肺野出现斑点状阴影，由肺门向外播散。肺门淋巴结结核时，肺门附近的肿大淋巴结及淋巴结周围炎症形成肺门影增深，但肺野无病灶。故及时作胸透复查有助于鉴别。

（2）浸润性肺结核与支原体肺炎鉴别。支原体肺炎由支原体引起，症状轻重不一，大多数无症状。当支原体肺炎仅有低热、干咳及肺部有片状阴影时，容易与浸润性肺结核混淆，故应鉴别。①X线胸片：支原体肺炎的肺部浸润是从肺门延至肺野，有时很轻，有时却弥漫较广，尤以肺中下叶为常见，少数为大叶性阴影。往往一处已消散而别处又有新的浸润发生。浸润型肺结核病多发生在两肺尖或上部呈毛玻璃样的边缘模糊阴影。②支原体肺炎体征轻微而X线胸片常有显著病变，这是它的特征之一。③支原体肺炎病程约2～3周，可不治自愈，但常有复发。结核性浸润病变吸收较缓慢，必须要及时用抗结核药物治疗。④冷凝集试验，在支原体肺炎发病2周后为阳性（1：32以上），结核则为阴性。必要时需做结核菌素试验来进行鉴别。

小儿肺炎和肺结核虽都属肺系疾病，但肺炎起病急而病程短；结核大多起病缓慢，而病程长。误诊常发生在早期，除认真观察及掌握病史、症状、体征外，及时做胸透及血象检查有助于两者的鉴别诊断。

何谓呼吸困难

临床中有时遇到患者主观感觉气不够用，胸闷发憋或喘气费力，仔细观察可见患者呼吸急促，呼吸力度增加，张口呼吸，鼻翼翕动，端坐呼吸等现象，这种情况称为呼吸困难，俗称“气急”。

呼吸困难时，很容易看见呼吸肌和呼吸辅助肌都参加了呼吸运动。正常情况下，只有当人们进行劳动、剧烈运动或情绪激动的时候才出现，生理上叫作加强呼吸。病理情况下的呼吸困难，常见于各种类型的缺氧、代谢亢进（如高烧、甲状腺功能亢进）、酸中毒（如糖尿病、尿毒症）以及中枢神经系统机能障碍（如脑炎、脑血管痉挛、颅内压高）等情况，这些患者即使在轻微的体力活动或安静状态下，也有明显的呼吸困难。

呼吸困难的基本原理是呼吸中枢的过度兴奋，为什么会发生呼吸中枢过度兴奋呢？主要是因为血氧分压减低、二氧化碳分压升高、血液酸碱值下降的刺激，直接或反射地引起呼吸中枢过度兴奋所致。在脑炎、颅内压升高时，由于炎性及机械性刺激直接兴奋了呼吸中枢也可引起呼吸困难。

观察痰有什么临床意义

痰是呼吸道内的分泌物。健康人是无痰的，只有患呼吸系统疾病时才咯痰。因此，观察痰的数量、颜色的不同，对于疾病的诊断，有很大的帮助。

痰量较多时，说明支气管及肺的炎症在进展；痰量逐渐减少时，则说明病情趋于好转。

痰的颜色。灰白色痰，常见于早期上呼吸道感染；白色泡沫痰，多见于支气管炎及支气管哮喘的患者；咯黄色脓性痰为肺部化脓性感染，多见于肺脓肿、支气管扩张及重症肺结核患者；粉红色或血性泡沫痰则为肺水肿；血性痰，多见于肺结核、支气管扩张、支气管肺癌等；铁锈色痰为肺炎链球菌引起大叶性肺炎的特点；大量黑色痰，多见于煤矽肺的患者。正常人偶尔吐少量黑色痰，是由于吸入空气中大量的灰尘所引起。

链球菌肺炎的临床表现

（1）症状：发病前常有受凉、淋雨、疲劳、醉酒、病毒感染史，多有上呼吸道感染的前驱症状。发病多急骤，高热、寒战，全身肌肉酸痛，体温通常在数小时内升至 39 ~ 40℃，高峰在下午或傍晚，或呈稽留热，脉率随之增速。患侧胸部疼痛，放射到肩部或腹部，咳嗽或深呼吸时加剧。痰少，可带血或呈铁锈色，胃纳锐减，偶有恶心、呕吐、腹痛或腹泻，易被误诊为急腹症。

（2）体征：患者呈急性热病容，面颊排红，鼻翼扇动，皮肤灼热、干燥，口角及鼻周有单纯疱疹；病变广泛时可出现发绀。有败血症者可出现皮肤、黏膜出血点，巩膜黄染。早期肺部体征无明显异常，仅有胸廓呼吸运动幅度减小，叩诊稍浊，听诊可有呼吸音减低及胸膜摩擦音。肺实变时叩诊浊音、触觉语颤增强并可闻及支气管呼吸音，消散期可闻及湿啰音。心率增快，有时心律不齐。重症患者有肠胀气，上腹部压痛多与炎症累及隔胸膜有关。重症感染者可伴休克、急性呼吸窘迫综合征及神经精神症状，表现为神志模糊、烦躁、呼吸困难、嗜睡、谵妄、昏迷等。累及脑膜时有颈抵抗及出现病理性反射。

本病自然病程大致1 ~ 2周。发病5 ~ 10天，体温可自行骤降或逐渐消退；使用有效的抗菌药物后可使体温在1 ~ 3天内恢复正常。患者的其他症状与体征亦随之逐渐消失。

新生儿肺炎会影响智力吗

新生儿肺炎分为吸入性肺炎和感染性肺炎两大类。吸入性肺炎多由于婴儿在宫内缺氧，开始呼吸，肛门松弛排出胎粪，吸入羊水或胎粪引起肺炎。一部分吸入性肺炎患儿是由于喂养不当或消化道畸形引起乳汁吸入性肺炎。感染性肺炎的病因可能是由于羊膜早破，生产时新生儿咽下被细菌污染的羊水，或母亲妊娠期有细菌或病毒感染，或由于生产后护理人员患呼吸道感染传染给新生儿，或新生儿皮肤感染、脐炎等引起败血症向全身扩散引起感染性肺炎。

吸入羊水或胎粪引起吸入性肺炎和在母体内感染肺炎的新生儿出生时多有窒息，经过复苏抢救后仍面色差、青紫，呼吸急促或减慢或不规则，新生儿常有呻吟，肺部可听到啰音。出生时或生产后感染引起的肺炎或乳汁吸入性肺炎，多在出生后 3 天以后发病，新生儿呼吸急促，口周发青，口吐白沫，呛奶，并有体温降低（35℃以下）或发热，患病 2 周以上的新生儿还可有咳嗽，同时还可出现腹部胀气、呕吐和腹泻等症状，肺部啰音可有可无，心率常增快。细菌感染时血象白细胞增高，病毒感染时白细胞正常或降低，胸部拍片有肺炎的改变。

无论何种原因引起的新生儿肺炎，患儿均有明显缺氧存在，如不能及时供氧，可致患儿长期严重的脑缺氧，从而对患儿的智力发育产生不良影响。因此孕妇妊娠期应预防感染，妊娠期如有胎动异常应及时就诊，如为缺氧应吸氧。如羊膜早破应住院，争取在 24 小时内生产，减少感染机会。新生儿出生后应注意皮肤、脐部护理，防止感染引起败血症向肺部扩散。有呼吸道感染的人不能护理新生儿。给新生儿喂奶时注意方法，防止呛奶，如果新生儿经常呛奶或吐奶应到医院就诊排除消化道畸形，防止乳汁吸入性肺炎的发生。

新生儿肺炎的治疗应注意保暖和合理喂养，吸氧可改善缺氧，使用有效的抗生素，疗程要够。

葡萄球菌肺炎的临床表现

（1）症状

发病多急骤，寒战、高热，体温可高达39～40℃，胸痛，痰脓性、量多，带血丝或呈脓血状。毒血症状明显，全身肌肉、关节酸痛，体质衰弱，精神萎靡，病情严重者可早期出现周围循环衰竭。院内感染者通常起病较隐袭，体温逐渐上升。老年人症状可不典型。血源性葡萄球菌肺炎常有皮肤伤口、疖痈和中心静脉导管置人等，咳脓性痰较少见。

（2）体征

早期可无典型体征，常与严重的中毒症状和呼吸道症状不平行，其后可出现两肺散在性湿啰音。病变较大或融合时可有肺实变体征，气胸或脓气胸则有相应体征。血源性葡萄球菌肺炎应注意肺外病灶，静脉吸毒患者多有皮肤针口和三尖瓣赘生物，可闻及心脏杂音。

婴幼儿肺炎合并呼吸衰竭的临床表现

婴幼儿肺炎呼吸衰竭初期多属周围性衰竭，后期可并有中枢性衰竭，除有肺炎自身的临床症状外，尚有下列症状。

（1）呼吸系统：呼吸困难、“三凹征”、鼻煽等，呼吸次数多增快，到晚期可减慢。

（2）缺氧和二氧化碳潴留：早期缺氧的表现为心率增快，血压先升后降，口唇及甲床紫绀，甚至烦躁不安、进而神志昏迷、惊厥。二氧化碳潴留的症状包括出汗、摇头、烦躁、意识障碍、皮肤潮红、结膜充血、口唇呈樱红色等。缺氧和二氧化碳潴留两者多同时存在。

（3）神经系统：烦躁不安，老年患者出现头痛问题，甚至昏迷、抽风。由于脑水肿、颅压高、呼吸中枢受到压迫抑制，于是呼吸浅慢，最后呼吸不整并停止呼吸。

（4）循环系统：心率加快，血压先升后降，严重者心律不齐。

（5）消化系统：严重呼吸衰竭，可出现肠麻痹。

（6）水、电解质平衡：血钾多偏高，血钠无大的变化。严重呼吸衰竭患者由于肾血流减少可以少尿或无尿，甚至发生急性肾功能衰竭。

何谓肺功能不全及形成过程

呼吸系统最基本的机能是呼出二氧化碳，吸进氧气。任何原因引起的肺部疾患或呼吸系统的调节功能障碍，以致呼吸运动不能满足气体交换的需要，出现动脉血氧减少或伴有二氧化碳潴留的情况，称为肺功能不全。

肺功能不全是怎么发生的呢？正常的肺换气过程主要靠两个环节，一是正常的肺通气活动；二是气体通过肺呼吸膜的正常弥散过程。当这些环节受损时，就会出现气体交换障碍。

（1）通气障碍

指肺泡内通气不足引起的呼吸功能不全，主要有以下几种情况。

①气道阻塞：各级气道的狭窄或阻塞均能影响气体进出，引起通气障碍，如气管或支气管被异物所阻塞、细支气管由于炎症或管壁痉挛引起的管腔狭窄、肺泡腔内充满渗出液影响气体进入等。

②肺泡弹性减低：如肺气肿时，肺泡弹性减低，不能很好地回缩，残留气体多，排不出去，影响新鲜空气进入。

③胸膜腔积液或积气破坏了胸腔负压，并压迫肺组织，影响肺的舒缩，使通气量减少。

（2）气体交换障碍

①肺泡减少：如肺内有大量纤维瘢痕形成或肺不张，可使气体交换面积减少。

②肺泡壁增厚：肺泡壁水肿或纤维增生，都能使肺泡壁变厚，

影响肺泡内气体与肺泡毛细血管内气体的正常交换。

③肺泡毛细血管减少：肺气肿及肺内弥漫性纤维性病变时，肺泡毛细血管数目减少，血管腔狭小，使气体交换量减少。

链球菌肺炎的并发症

链球菌肺炎的并发症近年来已很少见。严重败血症或毒血症患者易发生感染性休克，尤其是老年人。表现为血压降低、四肢厥冷、多汗、心动过速、心律失常等。高热、胸痛、咳嗽等症状并不突出。其他并发症有胸膜炎、脓胸、心包炎、脑膜炎和关节炎等。

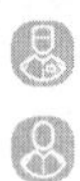

第3章

诊断须知

确诊病症下对药，必要检查不可少

小儿肺炎应做哪些检查

小儿患肺炎后，家长带孩子到医院，常做的检查有以下几项。

（1）血常规：其中包括白细胞总数及中性粒细胞、淋巴细胞、嗜酸性粒细胞等。白细胞是人体内重要的防御武器，当体内有病原体侵入时，白细胞即可起吞噬、消灭病原体的作用。故从白细胞总数、分类和形态的改变可以大致估计出感染的性质、机体反应状态及预后。细菌性肺炎患儿白细胞总数大多增高，一般可达（15 ~ 30）$\times 10^9$/L，中性粒细胞在 60% ~ 90%；病毒性肺炎时，白细胞总数多为正常或低下。

（2）X 线检查：通过 X 线胸片可直接反映患儿肺部病变情况，是诊断肺炎的重要依据，并且通过 X 线所示，可区别是何种类型肺炎。如支气管肺炎多表现为非特异性小斑片状肺实质浸润阴影；大叶肺炎为大片阴影均匀而致密，占全肺叶或一个节段。

（3）痰培养及药物敏感试验：通过痰培养，可检查出致病菌的种类，从而选择适当的药物进行治疗。

此外，在支原体肺炎流行期，要做冷凝集试验，以诊断是否支原体感染。

传染性非典型肺炎的诊断

有与SARS患者接触或传染给他人的病史，起病急、高热、有呼吸道和全身症状，血白细胞正常或降低，有胸部影像学变化，配合SARS病原学检测阳性，排除其他表现类似的疾病，可以做出SARS的诊断。但需和其他感染性和非感染性肺部病变鉴别，尤其注意与流感鉴别。

传染性非典型肺炎的实验室和其他检查

外周血白细胞计数一般不升高或降低，常有淋巴细胞减少，可有血小板降低。部分患者血清转氨酶、乳酸脱氢酶等升高。

胸部X线检查早期可无异常，一般1周内逐渐出现肺纹理粗乱的间质性改变、斑片状或片状渗出影，典型的改变为磨玻璃影及肺实变影。可在2～3天内波及一侧肺野或两肺，约半数波及双肺。病灶多在中下叶并呈外周分布，少数出现气胸和纵隔气肿。CT还可见小叶内间隔和小叶间隔增厚（碎石路样改变），细支气管扩张和少量胸腔积液。病变后期部分患者肺部有纤维化改变。

病原诊断早期可用鼻咽部冲洗、吸引物、血、尿、便等标本行病毒分离和聚合酶链反应（PCR）。平行检测进展期和恢复期双份血清 SARS 病毒特异性 IgM、IgG 抗体，抗体阳转或出现 4 倍或以上升高，有助于诊断和鉴别诊断。常用免疫荧光抗体法（IFA）和酶联免疫吸附法（ELISA）检测。

链球菌肺炎的实验室检查

血白细胞计数（10 ~ 20）$\times 10^9$/L，中性粒细胞多在 80% 以上，并有核左移，细胞内可见中毒颗粒。年老体弱、酗酒、免疫功能低下者的白细胞计数可不增高，但中性粒细胞的百分比仍增高。痰直接涂片做革兰染色及荚膜染色镜检，如发现典型的革兰染色阳性、带荚膜的双球菌或链球菌，即可初步做出病原诊断。痰培养 24 ~ 48 小时可以确定病原体。聚合酶链反应（PCR）检测及荧光标记抗体检测可提高病原学诊断率。痰标本送检应注意器皿洁净无菌，在抗菌药物应用之前漱口后采集，取深部咳出的脓性或铁锈色痰。约 10% ~ 20% 患者合并菌血症，故重症肺炎应做血培养。如合并胸腔积液，应积极抽取积液进行细菌培养。

肺部听诊时的注意事项

肺部听诊是诊察呼吸系统疾病的一种重要方法，不仅要求医生熟练掌握听诊技术，还要注意病外杂音的干扰。为此，须注意下面几点。

（1）室内温度不宜过低，寒冷时由于寒战而产生肌肉收缩声，易误听为胸膜及肺脏杂音。

（2）临床对患儿行听诊检查时，所用听诊器头部最好稍小些，以防接触不严。

（3）患儿最好取坐位，家长要抱好患儿，要保持两侧胸廓对称。否则，容易人为地形成听诊时两肺呼吸音强弱不同。

（4）听诊时，听诊器的头部与胸壁密切接触，不留空隙，并且不要隔着衣服听诊，因为隔着衣服听诊时，衣服与皮肤摩擦可产生杂音，影响听诊的准确性。

（5）听诊时，应在胸廓两侧对称部位，进行对比式听诊，要特别注意腋窝、脊柱两旁、肩胛间及肺底部的听诊。因为这些部位是肺炎时最早出现啰音的地方。

（6）听诊小患儿时，应趁其啼哭和咳嗽时，吸气之末听诊，易得阳性体征。

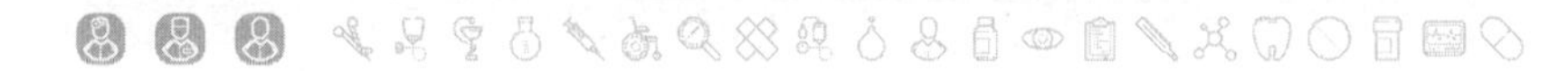

病毒性肺炎的诊断

诊断依据为临床症状及X线改变，并排除由其他病原体引起的肺炎。确诊则有赖于病原学检查，包括病毒分离、血清学检查以及病毒抗原的检测。呼吸道分泌物中细胞核内的包涵体可提示病毒感染，但并非一定来自肺部，需进一步收集下呼吸道分泌物或肺活检标本作培养分离病毒。血清学检查常用的方法是检测特异性IgG抗体，如补体结合试验、血凝抑制试验、中和试验，但仅能作为回顾性诊断，并无早期诊断价值。

流行性喘憋性肺炎诊断要点

流行性喘憋性肺炎发病急，病情危重，因此，对该病的特征要加以了解，才能及时、准确地诊断。

（1）起病急骤，呈爆发性流行。患儿多来自农村，2岁以下小儿多发，多数起病即严重喘憋。

（2）临床表现以喘憋和阵发性喘憋加重为特征，有明显的呼吸道梗阻症状，表现为呼气性呼吸困难，呼气延长、鼻翼翕动、三凹征明显。

（3）喘憋时极易出现缺氧症状：烦躁不安、面色苍白、口唇紫绀、心率及呼吸极度加速。

（4）病情严重时，易出现心力衰竭，呼吸衰竭及代谢性酸中毒。

（5）肺部体征与喘憋不成比例，叩诊呈过清音，在极重的发作性喘憋时，可听不到呼吸音及哮鸣音。一般情况下，可听到哮鸣音及湿啰音。

（6）X 线检查：肺部呈现小点片状薄阴影，肺纹理粗重，伴小泡性肺气肿。

（7）血常规：白细胞总数正常或偏低，中性粒细胞多在 50% 以下。

病毒性肺炎的实验室和其他检查

白细胞计数正常、稍高或偏低，血沉通常在正常范围，痰涂片所见的白细胞以单核细胞居多，痰培养常无致病细菌生长。

胸部 X 线检查可见肺纹理增多，小片状浸润或广泛浸润，病情严重者显示双肺弥漫性结节性浸润，但大叶实变及胸腔积液者均不多见。病毒性肺炎的致病原不同，其 X 线征象亦有不同的特征。

怎样鉴别流行性喘憋性肺炎与毛细支气管炎

流行性喘憋性肺炎即为流行性毛细支气管炎，喘憋性肺炎即为毛细支气管炎。二者的病原体主要是合胞病毒，都有喘憋症状，临床上有时不易区别，鉴别要点如下。流行性喘憋性肺炎毛细支气管炎主要病因是呼吸道合胞病毒。患病年龄分布，2 岁以下占 60%，2 ~ 4 岁占 30%，4 岁以上占 10%。主要症状为明显喘憋和阵发性喘憋加重，持续性干咳和阵发性喘憋。病理变化具有毛细支气管炎及间质性肺炎的改变，以毛细支气管炎性改变为主肺部体征，听诊有哮鸣音及细小水泡音。喘憋极重时，可无呼吸音及水泡音；喘憋时，满布哮鸣音；相对缓解时，可听到少许中小水泡音。X 线检查小点片状薄阴影、肺纹理粗厚，有肺气肿肺纹理粗厚，常伴梗阻性肺气肿。

衣原体肺炎的诊断和鉴别诊断

肺炎衣原体感染缺乏特异的临床表现，确诊主要依据有关病因的特殊实验室检查，如病原体分离和血清学检测。应结合呼吸道和全身症状、X 线检查、病原学和血清学检查做综合分析。如肺炎患

者应用 β – 内酰胺类抗菌药物治疗无效，仍旧干咳时应警惕肺炎衣原体感染。

老年人肺炎需与哪些疾病相鉴别

（1）肺结核：老年人肺结核病的临床表现与老年人肺炎相类似，症状、体征，甚至 X 线检查都可以类似老年人肺炎。主要区别在于患者的一般健康状况差，病程较长，一般抗生素治疗无效，X 线表现可见空洞和支气管播散灶。痰内找到结核杆菌可以确定，结核菌素试验阳性有助于诊断，抗结核治疗有效也有助于与本病的鉴别。

（2）肺癌：临床上约有 1/4 肺癌以肺部炎症形式出现。早期肺癌或肺癌本身甚小而并发阻塞性肺炎时，其 X 线征象常易与肺炎相混淆。如果痰脱落细胞检查找到癌细胞，则诊断明确。若痰连续阴性，需做 X 线断层摄片和 CT 检查，纤维支气管镜刷取分泌物做细胞学检查，或做活组织病理检查。有时需用抗生素试治，短期复查 X 线，若病灶久不消散，甚至扩大，或出现新的炎症，肺不张或肺门淋巴结肿大时则肺癌的可能性更大。不少患者甚至在剖胸探查时方能最后确定诊断。

（3）慢性支气管炎合并感染：当慢支合并感染时，其症状、体征均与老年人肺炎相类同。慢性支气管炎的患者病史较长，既往有相关病史，在1周内出现脓性或黏液脓性痰，痰量明显增加，或伴有发热等炎症表现。在1周内咳、痰或喘等症状中任何一项明显加剧者，X线检查可见肺纹理增多、增粗、模糊、呈条索状或网状延伸到肺野周围，以两肺中下野较为明显，合并感染时呈支气管周围炎症，表现为不规则斑点阴影，重叠于肺纹理之上，可据病史X线胸片以鉴别。

（4）肺部真菌病：指由真菌及放线菌引起的肺部疾病。其X线及临床多无特异性，易与肺炎相混淆。肺部真菌病的诊断依据是患者具有"机会感染"的因素，如长期大量使用广谱抗生素及免疫抑制药物，抗癌化疗、放疗等，出现肺部感染的症状或体征；或在真菌病流行区出现肺部感染经抗细菌治疗无效者。有免疫缺陷或免疫抑制现象，痰、尿、粪便、分泌物、胸腔积液、血液、脑脊液、脓液等涂片、培养、组织检查、找到真菌孢子及（或）菌丝，结合临床资料，真菌抗原皮肤试验可明确诊断。

（5）其他：肺炎伴有胸痛时，需与渗出性胸膜炎、肺梗死鉴别。胸腔积液体征和X线有其特征。肺梗死有静脉血栓形成的基础，咯血较多见。下叶肺炎有时出现腹部症状，应根据X线和其他检查与膈下脓肿、胆囊炎、胰腺炎和阑尾炎等进行鉴别。另外重症肺炎还应与心力衰竭相鉴别。老年人肺炎由于其临床表现不典型，有些老年患者一开始就表现为紫绀、呼吸急促、心慌胸闷等，可无发热，但可有肺部啰音、哮鸣音，易与心力衰竭相混淆，故应做血常规、胸片及心电图、痰菌培养，结合病史，综合分析。

葡萄球菌肺炎的实验室及其他检查

外周血白细胞计数明显升高，中性粒细胞比例增加，核左移。胸部X线显示肺段或肺叶实变，可形成空洞，或呈小叶状浸润，其中有单个或多发的液气囊腔。另一特征是X线阴影的易变性，表现为一处炎性浸润消失而在另一处出现新的病灶，或很小的单一病灶发展为大片阴影。治疗有效时，病变消散，阴影密度逐渐减低，约2～4周后病变完全消失，偶可遗留少许条索状阴影或肺纹理增多等。

葡萄球菌肺炎的诊断

根据全身毒血症状，咳嗽、脓血痰，白细胞计数增高、中性粒细胞比例增加、核左移并有中毒颗粒和X线表现，可做出初步诊断。细菌学检查是确诊的依据，可行痰、胸腔积液、血和肺穿刺物培养。

衣原体肺炎的实验室和其他检查

血白细胞正常或稍高，血沉加快。可从痰、咽拭子、咽喉分泌物、支气管肺泡灌洗液中直接分离肺炎衣原体。也可用 PCR 方法对呼吸道标本进行 DNA 扩增。原发感染者，早期可检测血清 IgM，急性期血清标本如 IgM 抗体滴度多 1 ∶ 16 或急性期和恢复期的双份血清 IgM 或 IgG 抗体有 4 倍以上的升高。再感染者 IgG 滴度多 1 ∶ 512 或 4 倍增高，恢复期 IgM 有较大的升高。咽拭子分离出肺炎衣原体是诊断的金标准。

X 线检查表现以单侧、下叶肺泡渗出为主。可有少到中量的胸腔积液，多在疾病的早期出现。衣原体肺炎常可发展成双侧，表现为肺间质和肺泡渗出混合存在，病变可持续几周。原发感染的患者胸片表现多为肺泡渗出，再感染者则为肺泡渗出和间质病变混合型。

如何鉴别小儿感冒与肺炎

支气管肺炎是婴幼儿时期的常见病，一年四季均可发病，以冬、春季或气候骤变时多见。

支气管肺炎主要有三个方面的表现①发热，体温 38℃ ~ 40℃，中毒症状较重，某些重症肺炎，可发生休克、败血症，甚至死亡。②咳喘、呼吸困难、呼吸增快，重症者可有鼻翼翕动、口周青紫、三凹征，小婴儿常伴有拒奶、呕吐、腹泻等消化道症状。③肺部听诊两侧布满细小的湿性音、捻发音及各种干性音。本病可以是原发，也可以继发于某些传染病之后。当出现上述三方面症状时，表明已合并肺炎。一般来说，小儿感冒症状较轻，易与肺炎鉴别。若小儿感冒合并肺炎，应及时送医院治疗。

肺炎在诊断时应与哪些疾病相鉴别

首先必须把肺炎与上呼吸道感染和下呼吸道感染区别开来。呼吸道感染虽然有咳嗽、咳痰和发热等症状，但各有其特点。上、下呼吸道感染无肺实质浸润，胸部X线检查可鉴别。其次，应把肺炎与其他类似肺炎的疾病区别开来。肺炎常需与下列疾病鉴别。

①肺结核：肺结核多有全身中毒症状，如午后低热、盗汗、疲乏无力、体重减轻、失眠、心悸，女性患者可有月经失调或闭经等。X线胸片见病变多在肺尖或锁骨上下，密度不匀，消散缓慢，且可形成空洞或肺内播散。痰中可找到结核分枝杆菌，一般抗菌治疗无效。

②肺癌：多无急性感染中毒症状，有时痰中带血丝。血白细胞

计数不高，若痰中发现癌细胞可以确诊。肺癌可伴发阻塞性肺炎，经抗菌药物治疗后炎症消退，肿瘤阴影渐趋明显，或可见肺门淋巴结肿大，有时出现肺不张。若经过抗菌药物治疗后肺部炎症不消散或暂时消散后于同一部位再出现肺炎，应密切随访。对有吸烟史及年龄较大的患者，必要时进一步做CT、MRI、纤维支气管镜和痰脱落细胞等检查，以免贻误诊断。

③急性肺脓肿：早期临床表现与肺炎链球菌肺炎相似。但随病程进展，咳出大量脓臭痰为肺脓肿的特征。X线胸片显示脓腔及气液平，易与肺炎鉴别。

④肺血栓栓塞症：多有静脉血栓的危险因素，如血栓性静脉炎、心肺疾病、创伤、手术和肿瘤等病史，可发生咯血、晕厥，呼吸困难较明显，颈静脉充盈。X线胸片显示区域性肺血管纹理减少，有时可见尖端指向肺门的楔形阴影，动脉血气分析常见低氧血症及低碳酸血症。D-二聚体、CT肺动脉造影（CTPA）、放射性核素肺通气、灌注扫描和MRI等检查可帮助鉴别。

⑤非感染性肺部浸润：还需排除非感染性肺部疾病，如肺间质纤维化、肺水肿、肺不张、肺嗜酸性粒细胞增多症和肺血管炎等。

如何评估肺炎的严重程度

如果肺炎的诊断成立，评价病情的严重程度对于决定在门诊或入院治疗甚至ICU治疗至关重要。肺炎严重性决定于三个主要因素：局部炎症程度，肺部炎症的播散和全身炎症反应程度。重症肺炎目前还没有普遍认同的诊断标准，如果肺炎患者需要通气支持（急性呼吸衰竭、气体交换严重障碍伴高碳酸血症或持续低氧血症）、循环支持（血流动力学障碍、外周低灌注）和需要加强监护和治疗（肺炎引起的脓毒症或基础疾病所致的其他器官功能障碍）可认定为重症肺炎。目前许多国家制定了重症肺炎的诊断标准，虽然有所不同，但均注重肺部病变的范围、器官灌注和氧合状态。美国感染疾病学会、美国胸科学会几经修订，于2007年发表了成人社区获得性肺炎处理的共识指南，其重症肺炎标准如下。主要标准：①需要有创机械通气；②感染性休克需要血管收缩剂治疗。次要标准：①呼吸频率≥30次/分；②氧合指数（PaO_2 / FiO_2）≤250；③多肺叶浸润；④意识障碍、定向障碍；⑤氮质血症（BUN≥20mg/dl）；⑥白细胞减少（WBC＜4000μl）。

婴幼儿肺炎合并急性呼吸衰竭的诊断标准

（1）临床指标

①轻症呼吸衰竭：呼吸困难、呼吸加快、偶有呼吸节律改变。口唇发绀，轻度烦躁不安或精神萎靡。

②中症呼吸衰竭：呼吸困难、三凹征加重、呼吸浅快、节律不整，时有叹息样呼吸、潮式呼吸或双吸气，偶有呼吸暂停。口唇发绀明显（有时呈樱红色），嗜睡或躁动，对针刺反应迟钝。

③重症呼吸衰竭：呼吸困难、三凹征明显或反而不明显，呼吸由浅快转为浅慢、节律紊乱，常出现下颌呼吸和呼吸暂停，呼吸音减低，口唇发绀加重，四肢末端发绀、发凉，昏睡或昏迷，甚至惊厥。严重者可出现脑水肿（球结膜水肿或视神经乳头水肿）、脑疝（瞳孔两侧大小不等）等危重改变。

（2）血气指标

① Ⅰ 型呼吸衰竭（轻症呼吸衰竭）：海平面吸室内空气时 $PaO_2 \leqslant 6.67kPa$（50mmHg），$PaCO_2 < 6.67kPa$（50mmHg）。

② Ⅱ 型呼吸衰竭：$PaO_2 \leqslant 6.67kPa$（50mmHg），$PaCO_2 \geqslant 6.67kPa$（50mmHg）〔中症呼吸衰竭 $PaCO_2$ 为 6.67 ~ 920kPa（即 50 ~ 69mmHg），重症呼吸衰竭 $PaCO_2 \geqslant 9.33kPa$（即 70mmHg）〕。

链球菌肺炎的诊断

根据典型症状与体征，结合胸部X线检查，易做出初步诊断。年老体衰、继发于其他疾病，或呈灶性肺炎改变者，临床表现常不典型，需认真加以鉴别。病原菌检测是确诊本病的主要依据。

诊断老年人肺炎时应注意哪些问题

老年人肺炎的临床症状与体征很不典型，门诊常以发热待查或心力衰竭、消化障碍、败血症、结缔组织病、全身衰竭等收住院。由于其临床表现不典型，故其误诊、漏诊率高达36.8% ~ 45%。胸部X线检查虽为诊断老年人肺炎最有力的方法，但报道，病理解剖学上有肺炎病灶者生前在X线照片上被发现的不及37%。因此，老年人肺炎的诊断应注意病史、体格检查、实验室检查，以及X线检查和痰检查进行综合分析，并注意以下几点。

（1）老年患者若有全身衰弱、病情突然加重或突然不愿活动；原有的慢性疾病突然加重，甚至出现意识障碍或精神异常等。出现恶心呕吐、食欲不振、腹胀、腹泻等消化道症状，或原因不明的心跳及呼吸加快等，均应考虑老年人肺炎的可能。

（2）要详细询问病史，了解发病的原因、诱因及开始的症状。应特别注意呼吸、咳嗽、咯痰等呼吸系统的症状。

（3）体格检查，尤其是肺部的体征，如呼吸加快，呼吸运动的改变，语颤的改变，叩诊音的改变，或肺部啰音的出现等都应想到老年人肺炎的可能。

（4）其他检查，如血常规、病原学、X线、血生化与血气分析等实验室检查，均有助于本病的诊断。

怎样诊断婴幼儿肺炎并发心力衰竭

婴幼儿肺炎容易发生心力衰竭，尤其是重症肺炎时更是如此。肺炎并发心力衰竭可以出现下列症状。

（1）突然极度烦躁不安、面色苍白或发绀（指皮肤黏膜呈现紫蓝色，以口唇、指、趾末端最为明显），尤其是通过吸氧及镇静剂治疗仍不能缓解，也不能用肺炎及发热解释者，常为并发心力衰竭最早出现的症状。

（2）安静时心率增快至160～180次/分以上，不能用发热（注：体温升高1℃，心率增快10～20次/分）及呼吸困难缺氧来解释者。

（3）呼吸困难突然加重，呼吸明显增快，超过60次/分。

（4）肝脏迅速增大，或超过 1.5 ~ 2.0cm，并且肝脏边缘变圆钝、质硬而富于弹性。

（5）面部眼睑出现浮肿、尿少。

（6）心音低钝或出现有特异性意义的奔马律、心脏扩大、颈静脉怒张等。

其中以（1）、（2）、（4）项最为重要，也是早期心力衰竭的诊断标准。因此，小儿肺炎患者必须密切观察心率、心音、肝脏大小及精神状态，一旦有早期心衰的征象，也应立即给快速洋地黄类药物控制。

支原体肺炎的实验室和其他检查

X 线显示肺部多种形态的浸润影，呈节段性分布，以肺下野为多见，有的从肺门附近向外伸展。病变常经 3 ~ 4 周后自行消散，部分患者出现少量胸腔积液。血白细胞总数正常或略增高，以中性粒细胞为主。起病 2 周后，约 2/3 的患者冷凝集试验呈阳性，滴度大于 1 ： 32，如果滴度逐步升高，更有诊断价值。约半数患者对链球菌 MG 凝集试验呈阳性。凝集试验为诊断肺炎支原体感染的传统实验方法，但其敏感性与特异性均不理想。血清支原体 IgM 抗体的测定（酶联免疫吸附试验最敏感，免疫荧光法特异性强，间接血凝法较实用）可进一步确诊。直接检测标本中肺炎支原体抗原，可用于临床早期快速诊断。单克隆抗体免疫印迹法、核酸杂交技术及 PCR 技术等具有高效、特异而敏感等优点，易于推广，对诊断肺炎支原体感染有重要价值。

支原体肺炎的诊断和鉴别诊断

需综合临床症状、X 线检查及血清学检查结果做出诊断。培养分离出肺炎支原体虽对诊断有决定性意义，但其检出率较低，技术条件要求高，所需时间长。血清学试验有一定参考价值，尤其血清抗体有 4 倍增高者。本病应与病毒性肺炎、军团菌肺炎等鉴别。外周血嗜酸性粒细胞数正常，可与嗜酸性粒细胞增多性肺浸润相鉴别。

链球菌肺炎的X线检查

早期仅见肺纹理增粗，或感染的肺段、肺叶稍模糊。随着病情进展，肺泡内充满炎性渗出物，表现为大片炎症浸润阴影或实变影，在实变阴影中可见支气管充气征，肋膈角可有少量胸腔积液。在消散期，X线显示炎性浸润逐渐吸收，可有片状区域吸收较快，呈现“假空洞”征，多数病例在发病3～4周后才完全消散。老年患者肺炎病灶消散较慢，容易出现吸收不完全而成为机化性肺炎。

怎样区别急性支气管炎与支气管肺炎

区别急性支气管炎和支气管肺炎，先要了解炎症的病变部位、范围和严重程度，以便更加有针对性的治疗。

人体的鼻、咽喉部为上呼吸道，这些部位的感染称为上呼吸道感染，例如鼻塞、喷嚏、流涕等。急性支气管炎的临床特征为大多继发于上呼吸道感染之后，或突然出现干咳，以后有分泌物，咳嗽时可伴呕吐，体温可高、可低，治疗2～3天热可退，伴头痛、纳呆、乏力，咳嗽大约持续7～10天。听诊时，双肺可听到痰鸣音、鼾音或湿啰音（以大、中水泡音为主），咳出分泌物后，啰音可暂时减少或消失。这是支气管炎时啰音性质的一个典型体征，也是和支气管肺炎啰音的鉴别点。

如果发热持续不退，咳嗽加剧，呼吸急促，症状有加重趋势，此时，肺部尤其肺底部可听到较深的细小水泡音，即使为数很少，也表示病变已波及肺泡组织，即可诊断为肺炎。

另外，1 岁以下婴儿期发生的急性支气管炎，大多症状较重。也就是说，临床症状和体征与支气管肺炎相近似，此时可及早按肺炎处理，以达到缩短病程、减少并发症、早期治愈的目的。

总之，要掌握疾病的特征，密切观察患者的病情变化，以便及时准确地治疗。

第4章

治疗疾病

合理用药很重要，综合治疗效果好

支原体肺炎的治疗

早期使用适当抗菌药物可减轻症状及缩短病程。本病有自限性，多数病例不经治疗可自愈。大环内酯类抗菌药物为首选，如红霉素、罗红霉素和阿奇霉素。喹诺酮类如左氧氟沙星、加替沙星和莫西沙星等，四环素类也可用于支原体肺炎的治疗。疗程一般2 ~ 3周。因肺炎支原体无细胞壁，青霉素或头孢菌素类等抗菌药物无效。对剧烈呛咳者，应适当给予镇咳药。若继发细菌感染，可根据痰病原学检查，选用针对性的抗菌药物治疗。

葡萄球菌肺炎的治疗

强调应早期清除引流原发病灶，选用敏感的抗菌药物。近年来，金黄色葡萄球菌对青霉素G的耐药率已高达90%左右，因此可选用耐青霉素酶的半合成青霉素或头孢菌素，如苯唑西林、氯唑西林、头孢呋辛等，联合氨基糖苷类抗生素如阿米卡星等，亦有较好疗效。阿莫西林、氨苄西林与酶抑制剂组成的复方制剂对产酶金黄色葡萄球菌有效，亦可选用。对于耐甲氧西林金黄色葡萄球菌，则应选用万古霉素、替考拉宁等，近年国外还应用链阳霉素和恶唑烷酮类药物（如利奈唑胺）。万古霉素 1 ~ 2g/d 静脉滴注，或替考拉宁首日 0.8g 静脉滴注，以后 0.4g/d，偶有药物热、皮疹、静脉炎等不良反应。临床选择抗菌药物时可参考细菌培养的药物敏感试验。

肺炎的治疗

抗感染治疗是肺炎治疗最主要的环节。细菌性肺炎的治疗包括经验性治疗和针对病原体治疗。前者主要根据本地区、本单位的肺炎病原体流行病学资料，选择可能覆盖病原体的抗菌药物；后者则根据呼吸道或肺组织标本的培养和药物敏感试验结果，选择体外试验敏感的抗菌药物。此外，还应该根据患者的年龄、有无基础疾病、是否有误吸、住普通病房或是重症监护病房、住院时间长短和肺炎的严重程度等，选择抗菌药物和给药途径。青壮年和无基础疾病的社区获得性肺炎患者，常用青霉素类、第一代头孢菌素等，由于我国肺炎链球菌对大环内酯类抗菌药物耐药率高，故对该菌所致的肺炎不单独使用大环内酯类抗菌药物治疗，对耐药肺炎链球菌可使用对呼吸系感染有特效的喹诺酮类（莫西沙星、吉米沙星和左氧氟沙星）。老年人、有基础疾病或需要住院的社区获得性肺炎患者，常用哇诺酮类、第二、三代头孢菌素、β－内酰胺类/β－内酰胺酶抑制剂，或厄他培南，可联合大环内酯类。医院获得性肺炎常用第二、三代头孢菌素、β－内酰胺类 β－内酰胺酶抑制剂、喹诺酮类或碳青霉烯类。重症肺炎的治疗首先应选择广谱的强力抗菌药物，并应足量、联合用药。初始经验性治疗不足或不合理，而后根据病原学结果调整抗菌药物，其病死率均明显高于初始治疗正确者。重症社区获得性肺炎常用 β－内酰胺类联合大环内酯类或喹诺酮类药物治疗；青霉素过敏者用喹诺酮类药品和氨曲南。医院获得性肺炎可用喹诺酮类或氨基糖苷类联合抗假单胞菌的 β－内酰胺类、氨苄西林、β－内酰胺酶抑制剂、碳青霉烯类的任何一种，必要时可联合万古霉素、替考拉宁或利奈唑胺。

肺炎的抗菌药物治疗应尽早进行，一旦怀疑为肺炎即马上给予首剂抗菌药物。病情稳定后可从静脉途径转为口服治疗。肺炎抗菌药物疗程至少 5 天，大多数患者需要 7 ～ 10 天或更长疗程，如体温恢复正常 48 ～ 72 小时，无肺炎任何一项临床不稳定征象可停用抗菌药物。肺炎临床稳定标准为① $T \leqslant 37.8℃$；②心率$\leqslant$ 100 次／分；③呼吸频率$\leqslant$ 24 次／分；④血压：收缩压$\geqslant$ 90mmHg；⑤呼吸室内空气条件下动脉血氧饱和度$\geqslant$ 90% 或 $PaO_2 \geqslant$ 60mmHg；⑥能够口服进食；⑦精神状态正常。

抗菌药物治疗 48 ～ 72 小时应对病情进行评价，治疗有效的表现为体温下降、症状改善、临床状态稳定、白细胞逐渐降低或恢复正常，但X线胸片病灶吸收较迟。如72小时后症状无改善，原因可能有①药物未能覆盖致病菌，或细菌耐药。②特殊病原体感染如结核分枝杆菌、真菌、病毒等。③出现并发症或存在影响疗效的宿主因素（如免疫抑制）。④非感染性疾病误诊为肺炎。⑤药物热。需仔细分析，做必要的检查，进行相应处理。

肺炎心力衰竭使用洋地黄类药物的注意事项

因为洋地黄的治疗量与中毒量相近，因此，使用时，必须谨慎，临床上使用时应注意以下几个问题。

（1）多数肺炎心衰经用洋地黄饱和量后，心衰能够纠正，一般不用维持量。但如果有先天性心脏病或合并心肌炎者，心衰纠正后仍需要给予维持量。

（2）一般用药4小时后，大部分病例症状均可见好转。在24小时内使用洋地黄的患者，心衰症状一般可减轻。如果效果不明显，应注意酸中毒、电解质紊乱（尤其是低血钙）等其他情况。

（3）如最近用过洋地黄类药物，首次量可用饱和量的1/3或1/4。洋地黄中毒的表现主要有胃肠道症状、心率减慢或出现心律不齐等。如发现有中毒表现，可停用洋地黄类药物，并给氯化钾等相应处理。

（4）注意肝、肾功能。如有损害时，洋地黄的排泄受影响，容易产生积蓄中毒。婴幼儿的肝、肾功能不完善，洋地黄剂量宜偏小。

（5）钙与洋地黄有协同作用，两药应避免同时使用。

（6）如一种洋地黄无效需换另一种时，要注意掌握以下原则。①毒毛旋花子甙 K 换为去乙酰毛花苷，一般需停药 12 ~ 24 小时后用去乙酰毛花苷重新洋地黄化。如病情严重，可于停药 6 小时后给去乙酰毛花苷化量的 1/4，24 小时内逐渐达到化量。②去乙酰毛花苷换为毒毛旋花子甙 K，一般在停药后，估计体内存量同时逐渐更换。去乙酰毛花苷第 1 日排泄 50%，第 2 日排泄 80%，第 3 日基本消失，故毒毛旋花子甙 K 应从小量开始，第 1 日用 1/2 量，第 2 日用 2/3 量，第 3 日用全量。

小儿肺炎怀疑合并心力衰竭时怎样处理

心率增快常作为心力衰竭的诊断标准之一。但临床上，导致小儿心率快慢的因素有许多，如发热、哭闹、缺氧等。当心率超过 160 次 / 分，怀疑合并心力衰竭，尚不具备诊断心力衰竭的条件时，可首先吸氧，同时，予镇静剂氯丙嗪、异丙嗪05 ~ 1mg/kg·次肌内注射，或给10%水合氯醛30 ~ 40mg/kg·次，加10ml生理盐水保留灌肠。观察20 ~ 30分钟后，若患儿转为安静或渐入睡、发绀消失则为病情缓解，说明为肺动脉高压所致（即心力衰竭前期）。这是因为经过给氧及使用镇静剂，肺动脉痉挛缓解、耗氧量减少、肺动脉压下降而致病情好转。反之，虽然经过吸氧、镇静，但患儿病情继续加重，心率超过180次/分，肝脏进行性肿大，则可确诊为心力衰竭。除积极治疗原发病外，应迅速控制心力衰竭，予快速洋地黄类药物治疗。

另外，当患儿心率超过200次/分，即使不具备其他条件，也应及时应用快速洋地黄类药物，以免发生危险。

链球菌肺炎的治疗

（1）抗菌药物治疗

一经诊断即应给予抗菌药物治疗，不必等待细菌培养结果。首选青霉素，用药途径及剂量视病情轻重及有无并发症而定。成年轻症患者，可用240万U/d，分3次肌内注射，或用普鲁卡因青霉素每12小时肌内注射60万U。病情稍重者，宜用青霉素240万 ~ 480万U/d，分次静脉滴注，每6 ~ 8小时1次。重症及并发脑膜炎者，可增至1000万～3000万U/d，分4次静脉滴注。青霉素过敏者或耐青霉素或多重耐药菌株感染者，可用喹诺酮类、头孢噻肟或头孢曲松等药物，多重耐药菌株感染者可用万古霉素、替考拉宁等。

（2）支持疗法

患者应卧床休息，注意补充足够蛋白质、热量及维生素。密切监测病情变化，注意防止休克。剧烈胸痛者酌情可用少量镇痛药，如可待因15mg。不用阿司匹林或其他解热药，以免过度出汗、脱水及干扰真实热型，导致临床判断错误。鼓励饮水每日1～2L，轻症患者不需常规静脉输液，确有失水者可输液，保持尿比重在1.0以下，血清钠保持在145mmol/L以下。中等或重症患者（$PaO_2 < 60mmHg$或有发绀）应给氧，若有明显麻痹性肠梗阻或胃扩张，应暂时禁食、禁饮和胃肠减压，直至肠蠕动恢复。烦躁不安、谵妄、失眠者酌用地西泮5mg或水合氯醛1～1.5g，禁用抑制呼吸的镇静药。

（3）并发症的处理

经抗菌药物治疗后，高热常在24小时内消退，或数日内逐渐下降。若体温降而复升或3天后仍不降者，应考虑肺炎链球菌的肺外感染，如脓胸、心包炎或关节炎等。持续发热的其他原因尚有耐青霉素的肺炎链球菌（PRSP）或混合细菌感染、药物热或并存其他疾病。肿瘤或异物阻塞支气管时，经治疗后肺炎虽可消散，但阻塞因素未除，肺炎可再次出现。约10% ~ 20%链球菌肺炎伴发胸腔积液者，应酌情取胸液检查及培养以确定其性质。若治疗不当，约5%并发脓胸，应积极排脓引流。

肺炎时高热怎样处理

肺炎时多伴有发热，当体温在38.5℃以下时，一般不需特殊处理（有高热惊厥病史的患者除外）。家属和医护人员，应注意观察体温变化及发热规律，让患者多饮水，不需捂盖太厚、太严，以防影响散热过程；保持室内空气流通，但不要使患者受凉。当体温达到38.5℃以上时，可根据患者的情况，采取下列措施。

（1）物理降温：患者发热时一般先采用物理降温，如头部冷敷、冰枕等通过传导散热；或30%酒精擦浴（若为75%酒精时，兑上一半左右的温水）颈部、腋下、腹股沟、手、足心等处2 ~ 4分钟，随酒精的挥发带走热量（注意不可直接用75%酒精擦浴，因体表毛细血管丰富，易于吸收，浓度过高后，易引起酒精中毒）；或用冷盐水灌肠，生理盐水温度在20℃左右，婴儿约需100 ~ 300ml，儿童约需300 ~ 500ml，按普通灌肠法进行；或清热解毒中药（银花、连翘、黄芩、柴胡等）熬汁后，根据年龄每次取30 ~ 60ml，保留灌肠，每日 2 次。

（2）药物降温：遵医嘱使用。由于婴幼儿发热后，易烦躁或有高热惊厥，首选复方苯巴比妥（又名阿鲁片，内含阿司匹林及苯巴比妥），本药既退热又有镇静作用。用法：6 个月婴儿：0.5 片 / 次；1 岁：1 片 / 次；2 岁：1.5 片 / 次；3 ~ 5 岁服 2 片。此外，小儿常用的退热药还有萘普生，安瑞克，对乙酰氨基酚及退热栓剂等可供选用。

（3）针刺合谷、曲池等穴位。

（4）中药退热：口服紫雪散，每次 0.5g，每日 2 ~ 3 次；或羚羊角（有清热解毒、平肝熄风作用），1 岁左右 0.2 ~ 0.3g，水煎频服；另外还可用柴胡注射液，每次 1 ~ 2ml，肌内注射。

注意：由于小儿神经系统发育不完善，体温中枢调节功能差，所以，要严格掌握口服退热药的剂量，以免因用量过大，汗出过多而引起虚脱。

小儿肺炎能否使用激素治疗

肾上腺皮质激素可减少炎症渗出，解除支气管痉挛，改善血管壁通透性，降低颅内压，改善微循环。虽然激素治疗有诸多作用，但此类药也应避免滥用，用药后可使机体免疫力、反应性降低，容易掩盖原发疾病的性质。一般肺炎不需要使用激素治疗，对于重症细菌性肺炎，如果病原菌对抗生素敏感，在下列情况下可加用激素。

（1）中毒症状严重，如出现休克、中毒性脑病、超高热（体温在40℃以上持续不退）等。

（2）毛细支气管痉挛明显或分泌物较多。

（3）早期胸腔积液，为了防止胸膜粘连也可局部应用。

氢化可的松5 ~ 8mg/kg·次，或地塞米松0.15 ~ 0.25mg/kg·次，加入葡萄糖中静脉点滴。

注意，小儿肺炎时，应用激素不超过3天，当然是在充分应用有效抗菌药物治疗的前提下使用。对病毒性肺炎，一般忌用。因激素可使病毒扩散，使病情恶化，但遇危重病例或毛细支气管炎喘憋较重时，也可短期应用。

流行性喘憋性肺炎如何分型

当确诊流行性喘憋性肺炎后，根据症状的轻重，临床可分为三型。

（1）普通型：精神好，喘憋症状较轻，持续时间短。

（2）重型：烦躁不安或嗜睡，有明显的喘憋，伴有阵发性喘憋加重，可有疑似心力衰竭。

（3）极重型：阵发性喘憋加重不易缓解，可并发心力衰竭、呼吸衰竭及代谢性酸中毒等。

流行性喘憋性肺炎的治疗方法

（1）普通型：该病主要系呼吸道合胞病毒所致，原则上不用抗生素，隔离条件较差的地方，可予青霉素治疗以防治合并细菌感染。一般情况下，服用清热解毒，宣肺止咳，化痰平喘汤药即可，方如下：炙麻黄 3g，杏仁 4g，生石膏 12g，甘草 2g，苏子 6g，桑白皮 6g，桔梗 6g，瓜蒌 6g，黄芩 5g，前胡 8g，炙杷叶 8g，葶苈子 6g，水煎 20 分钟，取汁 50ml，分 3 ~ 4 次温服。对于喘憋烦躁者，可临时予氯丙嗪、异丙嗪各 1mg/kg 肌内注射。

（2）重型：除应用普通型的治疗措施外，尚可采用下列方法治疗。

①室内保持一定湿度，还要加强湿化气道的措施，稀释痰液，易于排出；痰液特别黏稠，可用 α－糜蛋白酶 5 ~ 25mg 加入 10ml 生理盐水雾化吸入，每日 2 次，还可予鲜竹沥或祛痰灵等化痰药口服。

②使用氯丙嗪、异丙嗪缓解喘憋效果欠佳时，可加用氢化可的松每次 5mg/kg 或地塞米松每次 2 ~ 25mg/kg 加葡萄糖静脉滴入。若

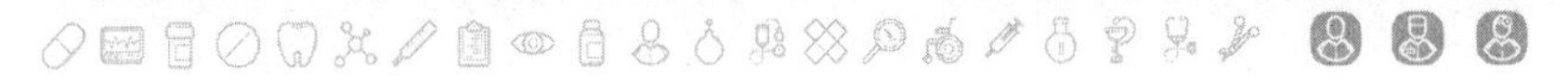

仍不能缓解时，可予5%碳酸氢钠，每次3～5ml/kg缓慢静脉推注。也可试用酚妥拉明1mg/kg加间羟胺5mg/kg溶于10%葡萄糖20ml中静脉滴入，必要时2～6小时重复一次，用同样剂量加入10%葡萄糖30～50ml静脉滴入。

③抗病毒制剂，可选用利巴韦林雾化吸入或肌内注射、静脉滴入；疑有细菌感染者，可选用青霉素等相应抗生素治疗。

④对于长时间不能进食、口服液体困难的患者应进行输液。

⑤对合并心力衰竭或疑似心力衰竭的患者，应及早应用快速洋地黄类强心甙，如毒毛旋花子甙K或去乙酰毛花苷。

（3）极重型：针对并发症进一步治疗。出现循环衰竭时，可应用酚妥拉明等血管活性药物；疑有弥漫性血管内凝血（DIC）者，可用活血化瘀中药，或低分子右旋糖酐或肝素。脱水者，10%葡萄糖与生理盐水可按3：1或4：1每天60～80ml/kg，缓慢静脉滴入，5～8滴/分。疑有继发感染者，可应用抗生素。

小儿肺炎患者怎样正确选用抗生素

小儿肺炎中，细菌性肺炎占1/3左右，病毒性肺炎继发细菌感染也占相当比例，所以，正确选用抗菌药物是治疗肺炎的关键。肺炎确诊之后，通过痰培养及药敏试验来选择药物。

（1）链球菌肺炎：首选青霉素 10 万U ～ 20 万 U/kg · d，肌内注射或静脉点滴，也可选用氨苄西林及大环内酯类药物。

（2）金黄色葡萄球菌肺炎：首选青霉素 10 万 U ～ 50 万 U/kg · d，肌内注射或静脉点滴。对青霉素抗药者，可用甲氧西林或红霉素，或先锋霉素类药物。

（3）流感杆菌及大肠杆菌肺炎：首选氨苄西林 50 ～ 150mg/kg · d 静脉点滴；或妥布霉素注射液 4000U/kg · d，分 2 次肌内注射或静脉点滴；也可选用头孢塞肟 50 ～ 150mg/kg · d，静脉点滴。

（4）绿脓杆菌肺炎：头孢他啶 50 ～ 100mg/kg · d 静脉点滴；也可选羧苄西林与庆大霉素合用，但二者不宜同时放于一个容器内，以防降低疗效。

（5）肺炎杆菌肺炎：阿米卡星 10 ～ 15mg/kg · d，分 2 次肌内注射或静脉点滴；也可选用先锋霉素类药物。

（6）支原体及衣原体肺炎：首选红霉素，口服剂量为：20 ～ 40mg/kg · d，分 3 ～ 4 次；静脉点滴：20 ～ 30mg/kg · d，加入 5% 葡萄糖中，浓度为 1mg/ml。

（7）军团菌肺炎：首选红霉素等大环内酯类药物。

小儿肺炎使用抗生素的原则

抗生素是微生物的代谢产物，由真菌、细菌或其他生物在繁殖过程中所产生的一类具有杀灭或抑制微生物生长的物质，也可用人工合成的方法制造，用很小的剂量就能抑制或杀灭病原微生物。抗生素适用于各种细菌性、支原体、衣原体肺炎及有继发细菌感染的病毒性肺炎。虽然抗生素在细菌感染性疾病治疗上具有重要的作用，且应用广泛，但使用不当时，药物可产生不良反应，影响患儿的健康，因此，必须掌握其使用原则。

（1）根据病原菌选用敏感药物。在用药之前，送支气管分泌物、血液或胸水等细菌培养（包括厌氧菌培养）及药物敏感试验。再根据临床拟诊，采用相应敏感的抗生素，待培养及药敏试验有结果后，再考虑是否改药。

（2）早期治疗甚为重要。动物感染金葡菌后，若晚治 54 小时，即有小脓肿形成。

（3）联合用药。如金葡菌、革兰阴性杆菌肺炎等宜同时用两种敏感的抗生素。

（4）了解儿科呼吸道抗生素的药物动力学。不同抗生素渗入下呼吸道的浓度不同，例如：氨苄西林只有当呼吸道有炎症时才能增加其渗透力；乙酰螺旋霉素、交沙霉素在呼吸道的浓度相当高；红霉素只有静脉途径给药，才能达到对敏感菌所需的最小抑菌浓度（MIC）；氨基苷类抗生素在呼吸道中的浓度几乎达不到最小抑菌浓度。

（5）足量、足疗程。重症宜由静脉途径给药。

（6）应用某种抗生素，至少观察 3 天，无效后才可考虑更换其他抗菌药物。

（7）用药时间：应持续至体温正常后 5 ~ 7 日，临床症状基本消失后 3 天。葡萄球菌肺炎较顽固，易复发，故疗程宜长，一般于体温正常后继续用药 2 周。

衣原体肺炎的治疗

肺炎衣原体肺炎首选红霉素，亦可选用多西环素或克拉霉素，疗程均为 14 ~ 21 天。阿奇霉素 0.5g/d，连用 5 天。喹诺酮类也可选用。对发热、干咳、头痛等可对症治疗。

婴幼儿肺炎合并急性呼吸衰竭的内科疗法

治疗原则为积极治疗原发病肺炎及控制继发感染；改善氧气摄

取和二氧化碳排出。早期和轻症病例，用一般内科疗法即可；晚期和危重病例，需根据病情做气管插管或气管切开，并适时使用呼吸机。

（1）保持呼吸道通畅：由积痰引起的呼吸道梗阻，常是造成或加重呼吸衰竭的重要原因。因此，首先要及时清除呼吸道分泌物，保证室内空气新鲜，温度适宜。

（2）氧气疗法：此法是抢救重症婴幼儿肺炎合并急性呼吸衰竭不可缺少的疗法。呼吸治疗的重点在于给氧，氧浓度控制在30% ~ 40% 左右，但同时要注意改善通气功能，以利于二氧化碳的排出。

（3）呼吸兴奋剂：主要作用是兴奋呼吸中枢、增加通气量。使用呼吸兴奋剂，对中枢性呼吸衰竭有一定作用，但对因呼吸道梗阻或肺部病变引起的二氧化碳潴留效果较差。常用的兴奋剂有洛贝利、尼可刹米。

（4）碱性药物的应用：呼吸性酸中毒的纠正，主要应从改善通气功能入手。但当呼吸衰竭伴有代谢性酸中毒时，可补给碱性液，常用5% 碳酸氢钠溶液，通常稀释为1.4% 等渗溶液静脉滴注。计算公式为：0.3 × BE（mmol）× 体重（kg），其中BE为剩余碱，由血气分析测得，用药时，先用计算量的1/2，以后酌情随时调整。

（5）血管活性药物：呼衰时缺氧、酸中毒常可引起血管阻力增加，故常应用扩血管药物。酚妥拉明可以改善微循环，可减轻腹胀及肺水肿。剂量：0.3 ~ 0.5mg/kg·次，每日 2 ~ 3 次，加入葡萄糖中静脉滴注。

（6）营养支持疗法：合理营养支持，有利于肺组织的修复，可增强机体免疫力，减少呼吸肌疲劳的发生。可采用氨基酸静脉输入等方法。

支原体肺炎的诊断及治疗方法

诊断支原体肺炎的依据有下列几点。

（1）持续咳嗽，较频繁，肺部无明显阳性体征，X 线检查有斑状或大片状阴影，X 线的病变明显，这是本病最主要的特征。

（2）白细胞计数大多正常或稍减低。

（3）使用青霉素、链霉素、磺胺药无效，但红霉素能明显减轻症状或缩短病程。

（4）血清冷凝集滴定度增高，1 ∶ 32 以上，阳性率为 50% ~ 70%，冷凝集素多于发病后第 1 周末开始出现，至 3 ~ 4 周达高峰，2 ~ 4 个月才消失。细菌性（包括结核）及病毒感染都呈阴性反应，故可借此排除肺结核、细菌、病毒性肺炎。

（5）分离病原体：从患者痰、鼻、咽拭子中培养支原体，但需10天以上，因此临床意义不大。

（6）血清特异性抗体测定，包括荧光抗体、补体结合及血凝抑制等，均有助于确诊，但不作为常规检查内容。

药物治疗：红霉素或四环素均有效，但因婴幼儿及8岁以前的儿童若服用过多四环素，可引起牙齿永久性黄棕色，乳齿及恒齿的釉质发育不良也较常见，甚至可以暂时阻碍骨骼生长以及影响肝肾功能。因此，治疗本病，患者首选红霉素，20 ~ 40mg/kg · d，分4次口服，疗程达2周，可改善临床症状，减少肺部阴影，并可缩短病程。严重者，可静脉点滴红霉素，20 ~ 30mg/kg · d加入5%葡萄糖中，药与糖浓度比例为1mg ∶ 1ml，滴速要慢，以免刺激局部血管引起静脉炎。红霉素胃肠反应明显者，可服用助消化类药物。

肺炎患儿突然发生窒息的原因有哪些，如何抢救

肺炎患儿在治疗过程中，突然发生窒息是比较常见的现象，必须采取积极措施抢救，否则有生命危险。引起窒息的常见原因及抢救方法如下。

（1）黏稠分泌物阻塞气道：这是肺炎患儿引起窒息最常见的原因。由于小儿生理解剖方面的特点，肺炎时黏稠分泌物不易通过较窄的气道，可阻塞于喉部或气管等处，造成窒息。应立即吸痰、并做人工呼吸、吸氧、拍背；若分泌物堵在气管下部时，可做气管插管吸出分泌物，甚至做气管切开，将黏稠分泌物从切开处吸出。

（2）呕吐物阻塞气道：肺炎患儿咳嗽剧烈时常伴呕吐，但在重症或体弱儿，呕吐物有时不能及时吐出而吸入到气管内，或阻塞于喉部造成突然窒息。此时，患儿口边及枕头附近可见有呕吐物。对易吐患儿，平时应采取侧卧位，使呕吐物容易从嘴角流出。一旦因呕吐发生窒息，立即用吸引器将呕吐物吸出，情况紧急来不及时，医护人员可用口吸出，同时做人工呼吸。

（3）肺炎合并低钙：由于低钙时可发生喉痉挛，除喉部及声门肌肉痉挛外，舌部向后，造成阻塞突然窒息。患儿平时如有佝偻病易出现易惊、多汗、枕后脱发等其他症状。治疗时，首先将患儿舌尖拉出口外，进行人工呼吸，多能自行缓解，必要时行气管插管术，同时补充钙剂。

（4）肺炎合并高热惊厥：肺炎时患儿高热突发惊厥也可引起窒息。治疗宜抗惊厥与降温同时进行。镇静予10%水合氯醛30～40mg/kg·次，加生理盐水10ml保留灌肠，或苯丙氨酸5～8mg/kg·次肌内注射，

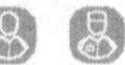

退热药可临时予地塞米松 1.5 ～ 3mg 肌内注射及柴胡注射液 1 ～ 2ml 肌内注射，同时给氧气吸入。另外，当患儿发生惊厥不能立即用镇静剂时，可针刺人中、合谷、内关和涌泉穴以救急。

（5）肺炎合并低血糖：肺炎患儿常常食欲低下，常伴呕吐，每日热量不足，血糖消耗过多，当血糖下降到一定水平时，则可引起惊厥及窒息，同时伴有多汗，面色苍白。必要时，可直接应用高渗葡萄糖做静脉注射，若惊厥严重也可用镇静剂。

婴幼儿患肺炎时有必要补液吗

婴幼儿患了肺炎后，是否需要静脉补液，应由医生根据患儿的病情程度决定。静脉输液是一种治疗手段，它的目的是通过血管将药物注入人体。另外，也可以给不能进食或体质差的患儿补充营养。

一般婴幼儿肺炎对气体交换无明显影响。肺炎时，小儿食欲尚佳，可经口保持液体入量，故对水、电解质影响不显著，且肺炎时水、钠常有潴留趋势，所以，钠和水的入量应限制，一般肺炎不必静脉补液。但对于进食减少或高热及喘重或微循环功能障碍的患儿，由于入量不足及不显性失水较多，以及有明显电解质紊乱和酸碱平衡失调的患儿，为了保持呼吸道黏膜湿润和补充因发热和喘息增加的不自觉水分的丢失，故静脉补液是很有必要的，且又有利于静脉给药。但是，过多、过快的静脉补液，会使血容量突然增加，进而加重心脏负担，导致心力衰竭。

静脉补液可以5% ~ 10%葡萄糖与生理盐水配制成4 ∶ 1或5 ∶ 1的混合液。总液量以60 ~ 80ml/kg为宜，较小婴儿用量可稍偏大掌握，而较大儿童用量应偏小些。静脉补给量为总液量的1/2，余量口服。如不能口服，可再以30ml/kg静脉滴注。滴注速度要慢，每分钟掌握6 ~ 12滴左右，避免引起肺炎患儿的循环血量突然增加而导致心衰和肺水肿。

有明显脱水和代谢性酸中毒的患儿，可用1/2 ~ 1/3等渗滴含钠液补足累积丢失量，然后，用上述液体维持生理需要。有时病程较长的重症肺炎患儿或大量补液时，可出现低钙血症，出现惊厥或手足搐搦，应由静脉输入10%葡萄糖酸钙10ml，连用2 ~ 3天，血钾一般不低。

肺炎同时伴有吐泻、脱水及酸中毒时，应按婴幼儿腹泻的治疗方法纠正脱水及酸中毒，但补给液量、电解质、速度和张力均应减少1/4。

肺炎痰多时应如何护理与治疗

肺炎患者的痰主要由呼吸道的分泌物、脱落的上皮细胞、部分炎性细胞及细菌所组成。如果痰不能及时咳出，就会阻塞在支气管，加重肺炎患者的病情。因此，对于年龄较大的患者，要多加鼓励以咳痰，即通过咳嗽来清除呼吸道的分泌物。所以，肺炎时，应多用祛痰药，少用镇咳药（尤其是含可待因类的止咳药）。年龄较小的患儿，若条件允许可多抱抱，以免肺部长时间受压，发生坠积性充血，加重肺炎，平时应定期翻身、拍背，以助排痰。

如果喉中痰鸣、气急、咯痰不畅，应及时吸痰，防止窒息。如痰液较黏稠，宜多饮些水，倘若口服困难，可适当补液以稀释痰液，同时，口服祛痰药物。如化痰片 1 ～ 2 片 / 次，每日 3 次；鲜竹沥水 10 ～ 20ml/ 次，每日 3 次；祛痰灵 5 ～ 10ml/ 次，每日 3 次。

另外，可用 α – 糜蛋白酶 2.5 ～ 5mg，地塞米松 2.5 ～ 5mg，庆大霉素 4 万U ～ 8 万U，加生理盐水 10 ～ 20ml，雾化吸入，每次 15 分钟，每日 1 次。5 天为 1 疗程，化痰效果明显。

治疗病毒性肺炎常用的抗病毒药物

病毒性肺炎由腺病毒、呼吸道合胞病毒、流感病毒、副流感病毒、柯萨奇病毒、埃可病毒等引起，发病前多有上呼吸道感染症状，白细胞计数正常或偏低，抗生素治疗无效。

目前，尚无理想的抗病毒药物，故病毒性肺炎的治疗主要是对症治疗，同时，应注意防治并发症，当不合并细菌感染时无须使用抗生素。现临床常用的抗病毒制剂有下列几种。

（1）利巴韦林：可抑制多种DNA及RNA病毒，为广谱抗病毒药物，毒性小。给药途径有滴鼻，含服，雾化吸入，肌内注射，静脉滴注等。滴鼻液：5%利巴韦林溶液5mg/ml，每2小时滴鼻1次。片剂：每片含利巴韦林2mg，每2小时含服1片，每日6次。肌内注射或静脉点滴：10～15mg/kg·d。对腺病毒肺炎、呼吸道合胞病毒性肺炎均有效。

（2）干扰素：可抑制细胞内病毒的复制，中断炎症蔓延，提高巨噬细胞的吞噬能力。人α干扰素是用人血白细胞或类淋巴母细胞制备而成，治疗病毒性肺炎效果较好。3岁以下每日肌内注射2万U；5岁以上剂量加倍，3天为1疗程。由于有高度种属特异性，人用干扰素必须从人的组织细胞制备，所以很难大量生产，限制了临床应用，且价格较贵。

（3）聚肌胞：为干扰素诱生剂，注射后2～12小时就能使人体血液中出现大量干扰素。用法：2岁以下每隔一日肌内注射1mg，2岁以上每隔一日肌内注射2mg，共3～6次。

（4）双黄连粉针剂：为中药提取而成，具有抗病毒之功效。60mg/kg·d，加入液体内静脉点滴，5天为1疗程。

另外，现代药理研究证实，许多中药具有良好的抗病毒作用，如大青叶、板蓝根、银花、连翘、射干、黄芩、黄连、鱼腥草、青黛、野菊花、柴胡、牛蒡子、贯众、紫草、紫菀、赤芍、丹皮、夏枯草、生甘草、黄精、胖大海、胡黄连等。所以，在治疗病毒性肺炎时，服用汤药，也可起到良好的效果。

糖尿病合并肺炎有什么特点，如何治疗

糖尿病合并肺炎易诱发酮症酸中毒，病情重、死亡率高，尤其老年患者较多。本症肺炎患者约有 20% 发生中毒性休克。

凡临床怀疑感染的患者应立即拍胸片并做痰培养，革兰阳性菌首选青霉素类或先锋霉素第一、二代；革兰阴性菌首选氨基糖苷类或先锋霉素第二、三代。每日碳水化合物摄取量不得低于 150g，不足部分应鼻饲或静脉滴入；合并酮症酸中毒时，应用胰岛素调整代谢紊乱。

肺炎患儿合并腹胀时怎样处理

较严重的肺炎患儿，常常伴有腹胀，家长多以为是消化不良引

起，服用助消化药后常常效果并不明显。其实，小儿肺炎伴腹胀多由于感染严重及缺氧、二氧化碳潴留等导致中毒性肠麻痹，表现为顽固性腹胀，严重时膈肌上升，可压迫胸部，更加重呼吸困难，因此，必须采取积极有效的治疗措施。常用的处理方法如下。

（1）先用稀释肥皂水（约2%）灌肠后，留导管排气；效果不明显的，可用新斯的明，每次0.03 ~ 0.04mg/kg肌内注射，较大患儿可按每岁0.05 ~ 0.1mg计算。

（2）重症腹胀患儿，可用胃肠减压法，抽出胃肠内容物及气体，或用扩血管药酚妥拉明每次0.3 ~ 0.5mg/kg，加5%葡萄糖100ml静脉点滴，效果较好。

（3）用葱白捣烂后敷贴肚脐及腹部按摩。

（4）灸神阙穴（肚脐），针刺中脘、天枢和足三里穴。

（5）中药：木香、丁香、吴茱萸共研细末，取少许，用白酒调敷肚脐，麝香末为引，每天贴12小时，连用3天。

（6）对低血钾引起的腹胀，可予10%氯化钾溶液，每次0.2 ~ 0.5ml/kg，每日3次口服，或通过静脉滴注钾，但浓度不超过0.3%。

如何治疗老年人肺炎

（1）一般治疗：精心护理及保暖对老年人肺炎颇为重要。进食以富含营养、易消化、清淡的食物为宜，适量地多饮水；昏迷患者应给鼻饲流质。老年人咳嗽痰多者，宜用祛痰剂，不宜镇咳，经常翻身拍背以助排痰。伴有高热者，宜采取物理降温，如酒精擦浴，冰袋敷前额、颈部及腋下、腹股沟等处，不宜用解热剂，以免退热时大量出汗导致虚脱或低血容量性休克。缺氧者应给予低流量持续给氧，以血气分析做动态观察，最好使氧分压保持在7.98kPa以上。

（2）抗感染：肺炎一经确诊，应立即做血液、痰菌培养及药物敏感试验，可连续送检2～3次。在病原菌未确定之前，临床医师可根据病情特点，凭借临床经验选药。若考虑为肺炎球菌感染，各型对青霉素均敏感，故青霉素应为首选药物，不宜应用大剂量的青霉素钠，因钠盐排泄时同时带走大量的钾离子，容易引起低血钾。若疑为流感杆菌混合感染，则应使用氨苄西林。以后再根据培养结果及药敏试验选用抗生素。金黄色葡萄球菌肺炎可选用半合成青霉素及先锋霉素，也可选用万古霉素、克林霉素。对革兰阴性杆菌感染，可选用氨基糖苷类和一种头孢菌素或一种半合成青霉素。绿脓杆菌感染首选羧苄、磺苄或呋苄西林等。因老年人常伴肾功能减退，故最好选用对肾脏毒性小的抗生素，如青霉素、红霉素、氯霉素等。肾毒性抗生素如氨基糖苷类、磺胺类等如需要应用时，也应减少用量，一般为常规剂量的 2/3 ~ 1/2；若已有肾功能损害者，则应尽量不用。

（3）防治并发症：老年人肺炎容易发生并发症，需注意防治。由于老年人体液总量和细胞内液较青壮年为少，肾小管的重吸收功能减退，故老年患者容易发生脱水、低离子血症及心律失常，应密切监测，发现异常及时处理。有脱水症状需静脉补液，因老年人心功能欠佳，一定要控制补液速度。因老年人肺炎和快速输液时常可诱发肺水肿，故也可酌情应用强心剂。呼吸衰竭者可用呼吸兴奋剂，必要时应用机械通气治疗。患者呼吸道阻塞，可引起二氧化碳潴留，促发呼吸酸中毒；呼吸过频、过快可导致呼吸性碱中毒；肺炎使机体各脏器缺氧，可引起代谢性酸中毒；也可发生医源性代谢硷中毒。以上这些情况常影响治疗效果及患者的预后，应注意防止及纠正。

此外，老年糖尿病患者发生肺炎，应积极控制糖尿病，否则单纯治疗肺炎疗效欠佳；对于体质弱、营养不良、低蛋白血症或贫血的老年人，应特别重视加强营养支持疗法，适当增加优质蛋白的摄入量，或间断输入少量鲜血、血浆或白蛋白，对促进病情恢复起着十分重要的作用。

肺炎喘嗽的辨证要点及治疗原则

本病初期和感冒相似，但表证时间短暂，很快化热入里，主要特点是发热，咳嗽气喘，鼻翼翕动，涕泪皆无，这是本病的共有特征。病初为感受风邪，要分清风寒还是风热。寒重热轻，则咳声不扬，痰白清稀，舌不红，苔白厚，脉浮而紧；热重寒轻，则咳声响亮痰黏或黄，舌边尖红，苔多薄白或薄黄，脉浮数。

痰热壅盛于肺时，要辨清痰重还是热重。痰重者咳嗽剧烈，气促鼻煽，喉中痰鸣，甚至痰声辘辘，胸高气粗等，舌红苔厚腻或黄腻，脉滑数；热重者高热稽留不退，面赤唇红，烦渴引饮，躁动不安，干咳无痰，大便秘结，舌红起刺，苔黄糙，脉洪大。

要分清轻症、重症、变症。常见肺炎以咳嗽、鼻煽、发热为主，兼见涕泪闭阻，如出现呼吸困难，颜面青紫，均为重症之候；若见面色苍白，四肢不温，神志不清，精神萎靡或呼吸不整，有出血倾向等，均是危候。

初起为风邪闭肺，治宜宣散为先；继而痰热壅肺，肺气闭阻，治以涤痰开肺，清热定喘为法。久病则气阴耗损，以补气养阴为主。各种辨证，如气阴虚衰者，应益气固脱，回阳救逆；邪陷心肝者，应以清心开窍，平肝熄风等急救措施。

麻杏石甘汤治疗小儿肺炎喘嗽的适应证，怎样随症加减

麻杏石甘汤属辛凉重剂，由麻黄、杏仁、石膏、甘草四味组成。其中，麻黄有较强的宣肺平喘作用，石膏清热除烦，二者配伍，具有宣肺气、清肺热之功，是治疗肺热咳喘的主要药物。配伍杏仁更加强降逆平喘，止咳化痰作用，甘草除调和诸药外，亦起着解毒清热作用。

中医认为的肺炎喘嗽，相当于西医的小儿肺炎，临床以发热、汗多、咳嗽、气喘、痰鸣，甚则气急鼻煽为主要特征。同时，可伴有口渴喜饮、大便干燥、小便短赤、舌红、苔黄、脉滑数等症状。这些症状的产生，不是风热犯肺，就是寒邪化热，热灼津液为痰，肺失清肃而成，因此，在治疗上，宜清热宣肺，祛痰定喘为主，以麻杏石甘汤最为适宜。

此外，由于感邪的轻重，形体的强弱有所不同，所以，小儿所患肺热喘咳的病因相同，但在症候表现上则有差别，因此，麻杏石

甘汤要灵活加减运用。

这里，主要应注意舌质、舌苔的变化，患儿体质的强弱，病情的轻重以及病程长短等几点。如高热、舌质红、苔薄白者，可在麻杏石甘汤的基础上加银花、连翘；若舌红、少苔者可加鲜芦根；热甚者，加羚羊角粉冲服；如发现高热惊厥者，可加钩藤、僵蚕、全虫等药物；舌红苔黄、壮热咳喘、小便短赤、大便秘结、脉滑数、痰热壅盛者加瓜蒌、浙贝、冬瓜子、葶苈子、竹沥之类；咳甚者，加炙杷叶、前胡、黄芩；喘甚者加桑白皮、苏子。近年来，还常在本方中加鱼腥草，因鱼腥草善清肺热、解毒、散痈，有较强的抗菌作用，为治疗肺部感染的常用药物。如属病毒性肺炎，则多加用板蓝根、大青叶、青黛、蚤休等清热解毒药物。

新生儿肺炎有什么特征，怎样治疗

从出生至28天为新生儿期。当发现新生儿精神欠佳、口吐泡沫时，家长应高度重视，因为这可能就是肺炎的信号。新生儿肺炎是新生儿出生后导致死亡的主要原因之一，发病率比较高。

新生儿期的肺炎与一般小儿肺炎有很多不同之处。新生儿期防御能力差，抵抗力低下，一旦感染很容易扩散，所以，弥漫性肺部病变为其病理特征，且临床表现不典型，容易误诊。

出生后几天内患肺炎，与分娩时早期破水、产程延长、母亲产前患感染性疾病有关，尤以感染大肠杆菌为主。若肺炎发生在出生后 10 ~ 14 天，与呼吸道感染患者密切接触，或其他途径感染有关，多以感染金黄色葡萄球菌为主。

新生儿肺炎的主要特征：精神萎靡、不会哭、拒食、嗜睡或烦躁、呛水、呕吐、吐泡沫，重症时出现气促、鼻翼翕动、三凹征、心率增快。大部分患儿有口周及鼻根部发青，缺乏肺部阳性体征，但在患儿深吸气时，能听到细小水泡音。

有时新生儿肺炎的临床症状不典型，可以不发热，甚至体温不升，不咳嗽，仅表现口吐泡沫，肺部听不到啰音，1 ~ 2 天后才出现典型症状和体征。

X 线胸片：肺部有模糊的小片阴影。

血常规化验：白细胞增高。

治疗方法：①抗生素应用对细菌性肺炎，最好根据病原体选用抗生素。如无条件，一般可用青霉素或氨苄西林（须做皮试）。②对症治疗，镇静、吸氧、纠正酸中毒等。③支持疗法，为增强抗病能力，对重症患儿可输入血浆，每次 10ml/kg。④超声雾化吸入，有利于分泌物的排出。

高致病性人禽流感病毒性肺炎的治疗

凡疑诊或确诊 H5N1 感染的患者都要住院隔离，进行临床观察和抗病毒治疗。除了对症治疗以外，尽早（在发病 48 小时内）口服奥司他韦，成人 75mg，每天 2 次，连续 5 天，年龄超过 1 岁的儿童按照体重调整每日剂量，分 2 次口服，一般用 5 天。在治疗严重感染时，可以考虑适当加大剂量，治疗 7 ~ 10 天。

对于重症高致病性人禽流感病毒性肺炎患者，常需通气支持，并且还要加强监护，防治多脏器功能障碍。也可用皮质类固醇治疗，但效果尚未肯定。α 干扰素同时具有抗病毒和免疫调节活性，也可试用。有条件者，可试用康复患者血清，能明显降低患者血液中病毒的滴度。

传染性非典型肺炎的治疗

一般性治疗和抗病毒治疗请参阅病毒性肺炎的治疗。重症患者可酌情使用糖皮质激素，具体剂量及疗程应根据病情而定，甲泼尼龙一般剂量为 2 ~ 4mg/ kg · d，连用 2 ~ 3 周，并应密切注意糖皮质激素的不良反应和 SARS 的并发症。对出现低氧血症患者，可使用无创机械通气，应持续使用直至病情缓解，如效果不佳或出现急性呼吸窘迫综合征，应及时进行有创机械通气治疗。注意器官功能的支持治疗，一旦出现休克或多器官功能障碍综合征，应予相应治疗。

病毒性肺炎的治疗

以对症为主，卧床休息，居室保持空气流通，注意隔离消毒，预防交叉感染。给予足量维生素及蛋白质，多饮水及少量、多次进软食，酌情静脉输液及吸氧。保持呼吸道通畅，及时消除上呼吸道分泌物等。原则上不宜应用抗菌药物预防继发性细菌感染，一旦明确已合并细菌感染，应及时选用敏感的抗菌药物。

目前已证实较有效的病毒抑制药物：①利巴韦林具有广谱抗病毒活性，包括呼吸道合胞病毒、腺病毒、副流感病毒和流感病毒。0.8 ~ 1.0g/d，分 3 ~ 4 次服用；静脉滴注或肌内注射每日 10 ~ 15mg/kg，分 2 次。亦可用雾化吸入，每次 10 ~ 30mg，加蒸馏水 30ml，每日 2 次，连续 5 ~ 7 天。②阿昔洛韦具有广谱、强效和起效快的特点，临床用于孢疹病毒、水痘病毒感染，尤其对免疫缺陷或应用免疫抑制剂者应尽早应用。每次 5mg/kg，静脉滴注，一日 3 次，连续给药 7 天。③更昔洛韦可抑制 DNA 合成，主要用于巨细胞病毒感染，7.5 ~ 15mg/kg · d ，连用 10 ~ 15 天。④奥司他韦为神经氨酸酶抑制剂，对甲、乙型流感病毒均有很好的作用，耐药发生率低，75mg，每天 2 次，连用 5 天。⑤阿糖腺苷具有广泛的抗病毒作用，多用于治疗免疫缺陷患者的疱疹病毒与水痘病毒感染，5 ~ 15mg/kg · d，静脉滴注，每 10 ~ 14 天为 1 疗程。⑥金刚烷胺有阻止某些病毒进入人体细胞及退热作用。临床用于流感病毒等感染。成人量每次 100mg ，早晚各 1 次，连用 3 ~ 5 天。

老年人肺炎的针灸疗法

（1）体针：临床上选穴多以手太阴、阳明经穴为主，根据病情之虚实分别用补、泻之法，常取肺俞、太渊、尺泽、鱼际、曲池、大椎、膏肓、太溪、脾俞、经渠等穴，酌情选用 3 ~ 4 穴，每日 1 次。风热犯肺型患者，一般选大椎、曲池、合谷、鱼际、外关以宣肺清热，一般用泻法；肺胃热盛型患者，一般选太渊、肺俞、合谷、上巨虚、鱼际等穴，用泻法；邪陷心包患者，一般选百会、人中、十宣、曲泽、委中、阳陵泉，用泻法；气阴两虚患者，可选肺俞、脾俞、曲池、合谷等穴，用补法；邪陷正脱患者，急取神阙、关元艾灸以回阳救逆，酌取人中、十宣以开窍苏厥。

（2）耳针：取肺、神门、气管、肝、皮质下、心、肾上腺等，用中等刺激，留针 10 ~ 20 分钟，隔日 1 次，10 次为一疗程，并可用王不留行压贴耳穴。

（3）穴位注射：取肺俞（双）、大椎、曲池、风门、定喘，或颈 7 至胸 6 夹脊穴，采用注射用水或维生素 B_6 注射液，每次取穴 2 ~ 3 个，每穴注射药物 2 ~ 3ml（大椎穴及夹脊穴 1ml），每日 2 次，连续 7 天，待体温正常，一般情况改善后，改为 1 日 1 次，直到症状体征消失，血象恢复正常，X 线复查肺部炎性阴影消散为止。

第5章

康复调养

三分治疗七分养，自我保健恢复早

为何不能随地吐痰

痰含有大量细菌、病毒、真菌等病原体。呼吸道传染病，像流行性感冒、肺结核、气管炎、肺炎、麻疹、百日咳及白喉等病原体，均通过痰液进行传播，危害性很大。肺结核病主要通过空气传染，尤其是排菌的患者，咳嗽时喷出的飞沫带有结核菌，从而传染给健康人。结核患者吐出的痰中结核菌附着在尘埃上，痰干燥后随风飞扬，引起结核病的传播。有人将公共场所的痰迹进行化验检查，发现有4% ~ 6% 的痰中带有结核菌。在开放性肺结核患者每毫升痰中，可查到约 10 个以上的结核菌，足见其细菌含量相当可观。

所有这些，均启示我们不能随地吐痰。随地吐痰既不卫生，又不文明，极易传染疾病，不仅对别人有害，同时也污染了生活环境，对自身造成危害。

因此，为了使我们的生活环境更清洁，身体更健康，生活更美好，一定要注意讲究卫生，养成不随地吐痰的好习惯。

病毒性肺炎为什么易继发细菌感染有什么特征

病毒性肺炎属吸入性感染，感染一般先从呼吸道开始，病毒入侵削弱了呼吸道对细菌的抵抗力，气道的防御功能降低，因此，容易继发细菌感染，以革兰阴性杆菌居多。

病毒性肺炎继发细菌感染的特征包括：抗病毒药物治疗肺炎12 ~ 14天后体温不下降；病毒性肺炎一度好转，突然又出现咳嗽，体温升高，咳嗽加重，痰涎由白色转变为黄色，肺部体征增多。病毒性肺炎期间，身体别处有化脓病灶；X线检查肺部有新的阴影出现；化验血常规白细胞总数及中性粒细胞计数由减少到明显升高；胸水或血培养有致病菌生长。

治疗上，在抗病毒治疗的同时，加用有效的抗生素治疗，以控制肺部的混合感染。

婴幼儿肺炎并发心力衰竭时怎样护理

婴幼儿肺炎并发心力衰竭是儿科常见的急重症之一，起病急骤，以右心衰竭为主。所以在护理上应注意减轻心脏负担，密切注意心率和观察药物反应，防止意外发生。

（1）休息：这是极重要的治疗措施，卧床休息可减轻心脏负担，应采取各种办法避免患儿烦躁、哭闹，必要时，可适当应用镇静药物。

（2）体位：婴幼儿取头高斜坡位，以减少回心血液，可减轻呼吸困难。

（3）饮食：给予易消化和富有营养的食物，避免食用刺激性和易产气食物。因心衰患儿易疲劳，每次进食量应少些，尤其是晚餐应少食，以免因过饱影响睡眠。婴儿喂奶宜少量多次。年龄稍大的患儿钠盐应限制在 0.5 ～ 1.0g/d 以下，对有水肿和呼吸困难者尤为重要。当心衰症状消失，水肿消退可先给低盐饮食，再过渡到正常饮食。

（4）预防感染：注意保暖，多汗时要及时更衣以免着凉；防止交叉感染，避免与感染患儿接触；注意口腔清洁，保持大便通畅。

（5）密切观察药物反应：①给洋地黄类药物时，给药前后均应数心率，如发现婴幼儿心率低于 90 ～ 100 次 / 分，并有恶心、视力改变、头痛、头昏等，应暂停使用。如出现二联率或三联率、突发心动过速或过缓，应立即抢救。②给利尿剂时，应观察有无水、电解质紊乱症状，如患儿出现恶心、呕吐、腹胀、肌肉软弱无力、嗜睡、心律不齐等低钾症状，可让患儿饮用些橘汁，必要时补钾。③由静脉给氨茶碱，速度不宜过快，药物浓度不要过高。

怎样预防小儿肺炎

小儿肺炎是儿科的常见病，如治疗不及时或治疗不当，可以造成死亡，尤其是婴幼儿应更加注意预防，措施如下。

（1）复方贯众气雾剂：每100ml中含白毛夏枯草、鱼腥草、贯众各12g，生麻黄6g及醋10ml，用于蒸气吸入及室内消毒。

（2）复方贯众滴鼻剂：每10ml含贯众5g、醋1ml，用于防止室内交叉感染，每日1～3次，每次1～2滴。

（3）积极开展体格锻炼，提倡户外活动，多晒太阳，衣着要适宜，幼童要进行一些力所能及的体育锻炼和劳动，增强体质，减少感冒的发生。

（4）积极开展爱国卫生运动和卫生宣传工作，搞好个人环境卫生，居室保持空气新鲜，冬、春季节少带儿童到公共场所，预防各种传染病。

（5）积极防治佝偻病和营养不良。

（6）食醋熏蒸：每立方米空间2～10ml，用水稀释1～2倍熏蒸，晚上睡前门窗关闭熏蒸1小时，对多种细菌有灭菌作用，对不耐酸的病毒有灭活作用，每日1次，连用3天。

（7）苍术艾叶香：苍术40%，艾叶10%，粘木粉36%，米粉8%，黏合剂6%，制成蚊香。每盘15g，点烧6～8小时，对空气中细菌和呼吸道病毒有一定杀灭作用。

患肺炎时如何用敷贴治疗

肺炎经治疗，迁延不愈，痰多者，可采用敷贴的方法进行治疗。

（1）药物：葱白、艾叶各6g。

用法：共捣烂，敷脐眼。另取一份，在虎口上刺至微血后，将药包上，烧退即去药。用于小儿肺炎有高热者。

（2）药物：白芥子末、面粉各30g。

用法：将上药加水调黏成糊状，用纱布包后，敷贴背部肺俞穴。每日1次，每次约15分钟，出现皮肤发红为止，连敷3日。

（3）药物：桔梗、吴茱萸、白芥子各1g。

用法：共研细末，用白酒调成糊状，敷贴肺俞穴（背部）、膻中穴（两乳中间）、涌泉穴（足底部），1日1次，每次3～5小时，7天1个疗程。

（4）药物：大黄、芒硝、大蒜各15～30g。

用法：先将前两药研为细末，将大蒜捣烂成泥状，将药末掺匀调成糊状，敷膻中穴，用纱布敷盖，胶布固定，如皮肤未出现反应，可连用3～5天，有反应者可立即停用。

（5）药物：天花粉、黄檗、乳香、没药、樟脑、大黄、生天南星、白芷等，各15～30g。

用法：将上药研为细末，取3～5g老陈醋调和成糊状，置于纱布上，贴于胸部膻中穴，背部肺俞穴，每12小时更换1次，7天为1个疗程。

患肺炎时选用哪些偏、单验方

（1）虎杖根鲜品500g（干品250g）

用法：上药加水2500ml，煎煮至500ml。口服，每次20～50ml，每日2～3次。见体温降至正常，症状好转即酌情减量，至肺炎症状完全消失时停药。

（2）大青叶、板蓝根各15g，草河车、僵蚕各9g

用法：水煎服，取汁200ml，分3次服。用于病毒性肺炎。

（3）大蒜适量（紫皮尤佳）

用法：将大蒜置钵中捣烂，加入温水或糖浆浸渍4小时（制成10%～100%的大蒜糖浆），过滤后即可，每次服5～10ml，4小时1次。

（4）射干 10g，麻黄 3g，五味子 10g，细辛 3g，桂枝 10g，半夏 10g，生石膏 30g

用法：将上药浸泡半小时，水煎沸后 20 分钟，取汁 250ml，分 3 ~ 4 次服。治疗肺炎喘促明显者。

（5）鱼腥草 500g

用法：将上药加水，水煎 40 分钟，成 100% 溶液，口服每次 20 ~ 40ml，每日 3 次。治疗肺炎急性期。

（6）女贞叶 500g（用鲜品）

用法：用新鲜女贞叶 500g，加水 500ml，浓煎至 200ml，口服每次 5 ~ 10ml，每日 3 ~ 4 次。治疗肺炎恢复期。

新生儿肺炎如何护理

新生儿肺炎是新生儿期一种常见的感染性疾病，是导致新生儿死亡的主要原因之一，且症状常不典型，故在加强诊断、治疗的同时，护理也具有重要意义。

（1）环境：新生儿适宜的室内温度应在 20℃ ~ 24℃，相对湿度维持在 60%，并保持室内空气流通，但要避免对流，以防受凉。

（2）体位：要注意经常变换体位，取头高侧卧位，保持呼吸道通畅，以利分泌物的排出。

（3）喂养：应供给患儿足够的热量、营养和水分，如病情危重者，可暂停喂奶、喂药，以免呕吐引起窒息。如喂奶时患儿口鼻周围出现青紫、呛咳，应立即停止，并予吸氧。病情稳定后，喂奶也应少量多次。

（4）吸氧：当患儿出现呼吸气促、唇周青紫者应立即吸氧。烦躁不安或鼻腔分泌物多者可用漏斗法给氧，每分钟给氧量 1 ~ 2L。使用时，漏斗边沿距口鼻 1cm 左右，太远则浪费氧气、效果不好，太近则影响气体交换而加重呼吸困难。患儿安静后，可改用鼻导管法，要间歇吸氧。

（5）吸痰：肺炎时，呼吸道分泌物增多，但新生儿反应低下，不会咳痰，故要及时吸痰保持呼吸道通畅，防止窒息。吸痰时，采用口对口或大注射器连接导管吸痰，吸痰动作要轻，避免过分刺激。

（6）体温：新生儿肺炎体温多正常，若体温高者可采用物理降温，一般不用退热药物，防止出汗过多引起虚脱。

（7）输液时，每分钟以 4 ~ 6 滴为宜，以免因速度太快引起肺水肿或心衰而加重病情。液量也不宜太多，按 40 ~ 60ml/kg · d 计算。

（8）新生儿反应能力差，肺炎初期常无呼吸道症状，因此要密切观察心率、呼吸，若有口吐泡沫，面色苍白，唇周青紫，拒奶时，说明病情较重，要积极抢救治疗。

小儿肺炎怎样护理

小儿患肺炎后，家长一方面应积极配合医生进行治疗，另一方面应注意对患儿进行正确地护理，以促使其早日痊愈。肺炎患儿的护理主要包括以下几个方面。

（1）保持室内空气新鲜：冬天屋内要经常通风换气，但应注意避免对流风，患儿要注意保暖。夏天暑热，可用被单将患儿包好，抱至室外阴凉处乘凉，使之吸入新鲜空气，改善缺氧。

（2）保证充分休息与睡眠：各项检查处置应集中进行，避免过多哭闹，以减少耗氧量和减轻心脏负担。

（3）发热护理：①风寒闭肺型患儿服宣肺散寒药后，稍加盖被，服热稀粥，以助汗出。应以出微汗为宜，避免风吹。此时若高热汗多，可用干毛巾擦拭，不要用冷水擦浴或冰敷，以防腠理骤闭，邪气不能外达。②痰热闭肺型患儿，高热无汗，可用冰袋或湿毛巾敷前额。

（4）饮食护理：给予富有营养及维生素的流食，如人乳、牛乳、菜水和果汁。患儿因高热呼吸增快，丢失水分较多，故应适当地多补充水分。不宜大量食用含脂肪丰富的食物及辛辣之品，以免助热生痰。重症肺炎患儿，喂食、喂水、喂药时，应将患儿抱起呈斜坡位，少量勤喂，下咽后再喂，以防误吸窒息，造成突然死亡。

怎样判断小儿肺炎的预后

孩子患了肺炎后，家长很想知道疾病的预后。当然，绝大部分肺炎患儿的预后良好，有个别小儿预后不佳。以下情况可协助判断。

（1）年龄因素：一般年龄小的比年龄大者差。

（2）营养与食欲：营养好的比营养差者预后好；渗出性体质小儿，往往呈泥膏样肥胖，患肺炎后病程长，也较重；小儿食欲常反映病情，食欲好者一般病情轻，拒食者表明病情重，若有吐、泻，往往影响疾病恢复。

（3）精神、体温、呼吸、脉搏：若精神萎靡，持续高热，或体温不升，呼吸浅快或不均匀，脉搏细弱伴不齐者，表示病情重，预后差；若精神较活泼、体温高而非超高热、呼吸促而无呼吸困难，脉搏数而有力者，预后好。

（4）咳嗽及分泌物：咳嗽轻、分泌物较稀薄，容易咳出而无呼吸困难者，预后好。咳嗽频繁、分泌物多而黏稠，伴有呼吸困难及心力衰竭者，预后差；若喉部有痰鸣音，经吸痰处理时无咳嗽反射者，预后差。

（5）腹胀：肺炎患儿常发生腹胀，经处理后，腹胀缓解者，预后好；若经肛管排气，药物治疗等处理后，腹胀不见好转者，提示有中毒性肠麻痹存在，预后差。

（6）并发症：如严重佝偻病、先天性心脏病、免疫缺陷病、慢性腹泻或肺炎并发脓气胸、中毒性心肌炎、中毒性脑病者预后差。

（7）体征及化验：肺部啰音稀少而以中小水泡音为主，白细胞总数及中性粒细胞轻度升高者，预后好；肺部啰音密集且以细小水泡音为主，并有实变，白细胞总数下降或过高、中性粒细胞伴有中毒颗粒者，病情重，预后差。

（8）治疗早晚与病原：细菌性感染若及时治疗则反应良好，预后佳；若为金黄色葡萄球菌、绿脓杆菌、溶血性大肠杆菌等感染，往往细菌毒力大且对抗生素不敏感甚至有抗药性，故预后差；病毒性肺炎目前多采用中西医综合疗法效果较好。

第6章

预防保健

饮食护理习惯好，远离疾病活到老

肺炎的预防

加强体育锻炼，增强体质。减少危险因素如吸烟、酗酒。年龄大于65岁者可注射流感疫苗。对年龄大于65岁或不足65岁，但有心血管、肺疾病、糖尿病、酗酒、肝硬化和免疫抑制者（如人类免疫缺陷病毒感染、肾功能衰竭、器官移植受者等）可注射肺炎疫苗。

如何调节老年人肺炎患者的饮食

（1）尽量多饮水，吃易消化或半流汁食物，以利湿化痰液，及时排痰。

（2）忌烟酒，慎用辛辣、刺激性食品，以避免产生过度的咳嗽。

（3）肺炎常伴有高热，机体消耗甚大，故应提供高能量，进食高蛋白且易于消化的食物。可适当多吃水果，以增加水分和维生素。维生素C能增强人体抵抗力，维生素A对保护呼吸道黏膜有利。

另外，老年人肺炎患者可选择如下食品进行食疗。

（1）鲜香蕉200克，捣烂绞汁煮熟，加食盐少许调服。具有清热润肠作用。适用于老年肺炎、大便干结者。

（2）雪梨1～2个，黑豆30克。将梨洗净切片，加水适量，放入黑豆，用文火炖烂，熟后服食。适用于老年人肺炎肺肾亏虚者。

（3）燕窝6克，银耳9克，冰糖适量。将燕窝、银耳用热水泡发，择洗干净，放入冰糖，隔水炖熟服用。适用于老年人肺炎患者。

（4）猪肺一个不灌洗，以甜杏仁49粒（去皮尖），川贝15克（去心），生姜汁1茶匙，蜜30克，四味入肺管内扎紧，白水煮熟，连汤同食。适用于老年人肺炎患者。

（5）紫皮大蒜30克（去皮，放沸水中煮1分钟后捞出），大米60克，白芨粉5克。将大米、白芨粉放水中煮熟，再入大蒜共煮成粥，早、晚餐常服。

（6）新百合200克，加蜂蜜蒸软，时常食用有润肺止咳之功效。适用于老年人肺炎干咳少痰者。

肺炎的食疗

（1）粳米60g，鱼腥草30g，桔梗15g，一同熬稀粥，一日三次服用。

（2）取鲜鲤鱼血，每日1～2次服用；同时，取鲤鱼肉和血捣烂成膏状，摊白纱布，敷于患者前后胸部包扎妥当。

（3）将蜂蜜摊在白纱布上，贴敷患者前后胸部，蜜干即换。

（4）鲜鸡血适量，一日3次，每次一大汤匙空腹服用。

（5）鲜马肉切碎、捣烂，摊白纱布上，贴敷患者胸、背部，包扎好。一日 2 次。

（6）鳗鱼 2 条，加清水放砂锅中煮 2 小时，其汤上有鳗油浮上，取其浮油。每日一小杯加少许盐，空腹服用，一日 2 次。

（7）煤油适量，将它涂在棉纱布（湿）上，敷在患者前后胸。

（8）芥子适量，捣成泥涂在白布上，贴敷在患者胸部，利于局部充血，减少内部炎症。用此法时，要注意皮肤发红即取下，且要注意布上的芥子泥不可太厚，以免皮肤起水疱。